AF401950

# BIARITZ, ARCACHON

## ET

# ROYAN

## LEURS AVANTAGES RESPECTIFS

PAR LE Dʳ GUILLON

Ancien chirurgien de la Marine,
Ancien Conseiller général de la Charente-Inférieure.

PARIS

ADRIEN DELAHAYE, LIBRAIRE-ÉDITEUR

PLACE DE L'ÉCOLE-DE-MÉDECINE.

1875

# BIARITZ, ARCACHON

## ET

# ROYAN

# BAINS DE MER DES COTES DE L'OCÉAN

# BIARITZ, ARCACHON

## ET

# ROYAN

## LEURS AVANTAGES RESPECTIFS

PAR LE D<sup>r</sup> GUILLON

Ancien chirurgien de la Marine,
Ancien Conseiller général de la Charente-Inférieure.

PARIS

ADRIEN DELAHAYE, LIBRAIRE-ÉDITEUR

PLACE DE L'ÉCOLE-DE-MÉDECINE.

1875

# BIARITZ, ARCACHON, ROYAN

## LEURS AVANTAGES RESPECTIFS.

---

## INTRODUCTION.

Trois stations de bains de mer, sur les côtes de France que baigne l'Océan, se disputent maintenant la prééminence, ce sont :

1° BIARITZ (1), au fond du golfe de Gascogne, qui doit à l'empire passé sa plus grande renommée.

2° ARCACHON, protégé à la fois par la haute finance, et, à cause de sa proximité, par le commerce de Bordeaux.

3° ROYAN, à l'embouchure de la Gironde et sur l'Océan, qui n'a pour lui aucune protection, mais que ses agréments et ses seules ressources mettent au moins au niveau de toutes les stations balnéaires maritimes de France, quoiqu'elle man-

---

(1) On écrit *Biarits* ou *Biarritz*, nous avons adopté la première orthographe.

que encore des communications dont jouissent toutes les autres.

Dans ces considérations comme aussi pour bien d'autres motifs, Royan a été déjà pour nous dans différents mémoires et surtout dans un traité plus étendu qui n'est pas encore publié, sur l'emploi respectif des bains de mer et des eaux minérales, le sujet d'une notice toute particulière, dont nous ne donnerons encore ici, comme comparaison avec ses deux rivales, qu'un simple résumé.

# BIARITZ

# BIARITZ

## CHAPITRE PREMIER.



Biaritz, dernière station de l'Ouest par sa situation géographique a été jusqu'ici la première par la vogue dont elle a joui. « C'était le Marly du deuxième Empire... » Point de fusion des deux nationalités française et espagnole, elle retire aussi de ce rapprochement un cachet tout particulier.

Pauvre nid de pêcheurs autrefois, Biaritz aujourd'hui, grâce à sa position et à la haute protection dont il est demeuré l'objet sous le dernier Empire, a atteint tout le dégré de splendeur et de prospérité dont il était susceptible. Comme la puissance qui le soutenait, il ne peut plus que descendre à un rang inférieur.

Sans doute, ses avantages locaux, la beauté de ses plages, l'élégance de ses établissements, la majesté de ses horizons, lui resteront toujours comme des titres puissants qui le feront rechercher ; mais ce faste princier, cette réunion nombreuse d'ambassadeurs et de ducs, de dames de la cour, de têtes couronnées, de brillants entourages, qui faisaient son éclat et sa plus grande gloire, tout cela a disparu ! ! Résidence naguère tout aristocratique, elle est devenue comme les autres, simple ville de bains, où chacun cherchera à s'établir à moins de frais possible et le mieux qu'il pourra. En haine du passé, peut-être même les grands chercheront-ils ailleurs des lieux moins favorables, moins pourvus d'agréments, pour y placer leur tente !!... La proximité de Paris leur fait préférer déjà les plages rocailleuses, le ciel embrumé de la Manche et de la Normandie aux plages couvertes de sable fin des bords de l'Océan. C'est une loi sans doute ; il faut qu'en tout et partout révolution se fasse.

Ailleurs donc maintenant voitures et chevaux, suites et équipages, touristes et baigneurs. Biaritz, malgré cet abandon, n'en est pas moins encore, pour celui qui ne cherche pas tant d'éclat et tant de splendeur, que les soins de sa santé conduisent avant tout, un délicieux séjour.

Biaritz est borné au midi par le pays des Basques, et ses vertes vallées, où vient se terminer en s'abaissant par degrés, la chaîne majestueuse des monts Pyrénéens.

Au nord, l'immensité de l'océan sans bornes.

La France d'un côté et de l'autre l'Espagne aux plages sablonneuses que bornent les forêts et les noires falaises.

De tous côtés l'étranger, au milieu de cette nature majestueuse et sauvage, trouve des émotions.

Tantôt c'est une sortie des bâtiments du port. Dix ou douze navires s'agitent à la fois à l'entrée de l'Adour. « Le vent est favorable, et bientôt la même brise va les séparer et les pousser sur toutes les routes de l'Océan. » Tantôt c'est la tempête qui soulève les flots. Le vaisseau fait entendre le canon de détresse et demande secours pour arriver au port.

Bientôt il va périr... Le pilote intrépide a surmonté l'orage, a vaincu la tempête, et le navire sauvé a trouvé un refuge, aux cris de joie de tous les témoins de ses dangers. Lorsqu'il vient à périr, quel affreux spectacle !

L'air de Biaritz est pur ; mais à nul autre pareil,... c'est l'exagération. Il ne lui faudrait pas pour cela le voisinage si proche des marais du Boucaut, dont l'influence, Dieu merci, se trouve un peu affaiblie par la brise de mer, les émanations balsamiques des pins et des plantes marines qui croissent sur la plage.

La température à Biaritz, comme dans toutes les stations aux bords de l'Océan, est plus chaude en hiver et plus fraîche en été. La brise qui s'élève à l'heure des marées y apporte du large, comme ailleurs, cet air pur et salin, qui tempère d'une façon si douce l'excès de la chaleur. Ce sont des phénomènes trop souvent expliqués, plus sensibles il est vrai aux bords de l'océan, mais dont Biaritz tout seul n'a pas le privilége...

PLAGES DE BIARITZ.

Biaritz possède trois plages, que fréquentent indistinctement les baigneurs étrangers, sans autre considération souvent que celle de leur proximité et de leur agrément, sans songer que l'action de ces bains est loin d'être la même.

Ces trois plages sont :

1° La côte du Port-Vieux ,

2° La côte du Moulin, ou des Fous, ou de l'Impératrice.

3° La côte des Basques.

Toutes sont dangereuses, mais surtout la dernière. Au Port-Vieux, dans un bassin resserré entre des rochers élevés, qui le protégent un peu du vent du Nord, lequel se fait souvent sentir avec force à Biaritz ; la mer est, il est vrai, toujours plus accessible, mais le fond qui est semé de galets est loin d'être très-agréable et peut donner lieu à des chutes et à de graves blessures.

C'est pour éviter ces inconvénients, et ici, comme sur les autres côtes, pour prévenir les dangers d'une mer trop violente, qu'on a été obligé d'établir de nombreux cabinets destinés aux deux sexes.

C'est toujours au Port-Vieux, où la mer est plus calme et le danger moins grand que les gens affaiblis, les femmes et les enfants doivent prendre leurs premiers bains.

Aux autres côtes la mer est toujours plus houleuse. Les vagues y sont plus fortes, s'y succèdent plus rapidement, et la plupart du temps entraîneraient des dangers, s'il n'était défendu d'y laisser baigner seuls ceux qui ne savent pas nager, et si, par mesure de prudence, en outre des baigneurs vigoureux qui sont placés sur la plage, prêts à porter secours à ceux que la vague entraîne, il n'y avait aussi, à certaine distance, d'autres gardiens placés dans des embarcations pour marquer les limites qu'on ne peut dépasser, et secourir aussi ceux qui, imprudemment, se sont trop avancés.

Malgré la beauté de la plage et la transparence attrayante de l'eau, il n'y a donc nulle part, à Biaritz, l'agrément de se livrer avec sécurité, comme dans d'autres endroits où la pente est plus douce, à tous ses mouvements. Aussi sur la côte des Foux, a-t-il fallu aussi pour les temps où la mer a plus d'agitation, établir d'autres cabinets de bains, aussi peu agréables que certains bains flottants qu'on trouve en d'autres lieux, sur le lit des rivières. Ils entraînent en outre certaine rétribution.

Ces bains, qu'on appelait bains de Napoléon, ont probablement, comme ceux de l'Impératrice au Port-Vieux, comme la villa Eugénie, reçu un autre nom... Telle est la destinée des choses de ce monde. »

Biaritz, avec raison, a toujours fait valoir la limpidité de ses eaux. Mais lorsqu'il prétend que sur la côte des Foux ou de l'Impératrice, cette eau est tout à fait dépourvue de mélange ; l'embouchure de l'Adour et la barre si redoutable qui en ferme l'entrée et qui démontre la lutte qui existe sans cesse entre les eaux du fleuve et celles de la mer, prouveraient le contraire, si, à Bayonne comme dans d'autres points du golfe de Gascogne, la Nive et l'Adour, comme à Royan la Gironde, la Seu-

dre à La Tremblade, la Charente à Fouras, la Vienne aux
Sables d'Olonne, la Loire au Croisic et à Paimbœuf, la Seine
à Trouville, au Havre et à Honfleur, la Somme à Saint-Valéry,
représentaient autre chose que quelques gouttes d'eau versées
dans l'océan. Peut-être même, au lieu d'un inconvénient, est-
ce là un avantage que, dans beaucoup de cas, on peut faire
valoir.

Comme la plage des Foux et l'anse du Port-Vieux, la plage
des Basques avait aussi besoin, par mesure de sûreté, d'un
établissement de bains.

Très-étendue en longueur, puisqu'elle s'étend jusqu'à
Saint-Jean-de-Luz, la pente y est rapide, et la mer y monte
à une grande hauteur. La côte des Basques n'offre pas moins
de dangers aux baigneurs que la plage des Foux et n'exige
pas moins de précautions, pour les femmes faibles et les enfants pour lesquels de fait elle est presque interdite.

Il y a donc loin de la sécurité et des agréments des bains
de mer à Biaritz, où l'assistance d'un baigneur salarié est
utile en tout temps, à cette liberté, que procurent à tous, sans
distinction, les plages étendues, couvertes de sable fin, d'une
declivité tout à fait ménagée, qu'on retrouve à Royan, où
femmes et enfants peuvent sans aucun danger prendre tous
leurs ébats.

Les promenades à la marée montante, sur ces plages per-
fides, ne sont même pas sans danger pour ceux que leurs distinctions ou leurs sentiments égarent. La grotte d'Amour est
là avec sa légende, qui conseille aux amants de ne pas s'ou-
blier. La mer, comme un ennemi qui veut investir une place,
trouve des inégalités de terrain qui lui permettent de venir
par de certains détours envelopper promptement les gens
inattentifs...

Il n'y a donc pas entière liberté, sécurité complète aux bains
de mer de Biaritz, il y a encore rançon.

Quant à l'action de ces bains, considérée en elle-même, il est incontestable qu'elle est des plus énergiques, et quoique moins intense pourtant au Port-Vieux et au port de refuge qui se trouvent abrités, elle est partout trop forte pour certaines constitutions, et, pour remédier en effet à cet effort trop grand de la vague poussée des bouts de l'Océan, il était nécessaire d'établir, comme on l'a fait, des établissements de bains, d'eau de mer chaude et froide, pour habituer les gens, avant de les jeter en butte à l'élément.

Mais ici, comme ailleurs, se fait sentir le manque d'un moyen plus commode et moins dispendieux, — c'est l'établisment de piscines en plein air, creusées dans le rocher, que la marée remplit et que le soleil, à mer basse, échauffe, de manière à en former des bains, aussi salutaires qu'agréables.

Cette installation, impossible sur les plages qui sont tout a fait sablonneuses, peut avoir lieu à Biaritz, où la côte est bordée de falaises, au Port-Vieux et au Port-des-Pêcheurs, où le fond est de roches et où la mer a creusé des anfractuosités, de petits lacs (lagottes, en langue du pays), qu'on n'aurait qu'à agrandir et à régulariser, comme j'en ai moi-même fait établir à Royan, à la Conche-du-Chai et à celle de Pontaillac, ainsi qu'on le verra.

Les avantages obtenus de cette médication, susceptible d'être complétée au besoin en ajoutant à l'eau de mer déjà très-concentrée par l'ardeur du soleil, le varech et les plantes marines qui croissent sur ces rochers, de manière à former des bains bromo-iodurés, ne peuvent se discuter.

Il est facile de comprendre à cette simple explication quels avantages ont ces bains et quels agréments ils présentent pour les constitutions délicates, les enfants et tous ceux dont la faiblesse fait craindre un manque de réaction.

Dans ces cas particuliers, quels bains minéraux pourrait-on leur opposer?

C'est donc un complément à l'hydrothérapie maritime nécessaire à Biaritz, plus encore qu'ailleurs, où la mer est moins forte, mieux chauffée par la plage en pente plus déclive, et s'élève moins haut.

## CHAPITRE II.

*Etablissements existant à Biaritz.* — Ressources locales. — Distractions, promenades et curiosités des environs. — La villa Eugénie. — Phare du cap Saint-Martin. — Couvents des Servantes de Marie et des Bernardines. — Le Pignadar d'Anglet.— La Barre. — Bains en chœur à la Côte des Basques. — L'Anglet. — Bois de Boulogne. — La Négresse. — La Nive et l'Adour. — Dax, ses eaux thermales, ses boues chaudes et son établissement nouveau. — Visites aux villes frontières de France et d'Espagne. — Saint-Jean-de-Luz : son histoire, ses curiosités, ses environs. — Hendaye. — Béhobie.— Fontarabie. — Cap Figuier. — Son phare. —Le passage. — Saint-Sébastien. — Ses monuments. — Promenades sur mer.
*Descriptions intérieures de Biaritz.* — Le Casino. — Réunions. — Concerts.

Bains de mer chauds, bains de sable, bains médicamenteux, fumigations, bains de vapeur et douches, église, demeures princières, casino, établissements magnifiques, appartements commodes et somptueux, hôtels somptueux aussi, approvisionnements et distractions faciles par le voisinage de Bayonne, rien ne manque à Biaritz, dont le séjour est encore rendu plus agréable par tout ce qui l'entoure.

Sous le prestige de l'Empire, autant que par la beauté des sites, on a vu s'élever dans les environs de Biarritz un grand nombre de charmantes habitations et de châteaux remarquables...

Les excursions et les promenades y sont des plus intéressantes.

La première visite à faire, lorsque durait l'Empire, était à la villa Eugénie ; son intérieur, son parc, sa bergerie et ses dépendances, palais très-beau, sans doute, mais placé sur un sol trop aride et brûlant, d'une vue ravissante sur la mer par un beau soir d'été, mais trop rapproché d'elle lorsqu'elle est en fureur.

Plus loin, le phare situé sur le cap Saint-Martin, à dix minutes de Biaritz, qui domine la mer, et du sommet duquel on découvre la chaîne des Pyrénées, les montagnes de la Biscaye et les côtes d'Espagne.

A quelques kilomètres de plus, le couvent des servantes de Marie, et au milieu des sables, celui des Bernardines.

Le Pignadar d'Anglet, jusqu'à l'embouchure de l'Adour, —observer les brisants qui ont lieu sur la barre, si redoutable aux marins, et que n'osent franchir que dans un temps donné les navires un peu gros.

Heureux obstacle alors qu'en 1830, n'ayant encore que vingt ans, chirurgien de la *Perle*, corvette de l'Etat, faisant partie de l'escadre destinée pour Alger, elle fut retenue encore plus d'un mois après son armement, sans pouvoir le franchir!!

Ce n'est pas sans plaisir que quelquefois, depuis, nous avons pu revoir Biaritz et ses rochers, les allées marines, les remparts de Bayonne, son port et ses glacis, les courses en cacolet, etc., etc.

Il est assez curieux, à certains jours de fête, de voir des centaines de basques descendre en même temps sur la plage qui porte leur nom, s'élancer dans la mer en chantant et se donnant la main pour résister aux flots, comme dans l'ascension de la Maladetta, des glaciers du Mont-Blanc, les touristes sont forcés de s'attacher ensemble pour se donner appui et empêcher que quelqu'un ne roule dans l'abîme.

Le bois de Boulogne, l'Anglet et le quartier de la Négresse sont des promenades d'une à deux heures en voiture, quoique assez peu intéressantes.

Les rives de l'Adour et de la Nive, peuplées d'habitations charmantes et de sites enchanteurs, visitées en bateau à vapeur ou embarcations, offrent bien plus d'agréments, et peuvent se comparer aux bords de la Garonne, de la Loire ou du Rhin. On peut ainsi remonter sur l'Adour en bateau à vapeur jusqu'à la ville de Dax, si riche en eaux minérales, si importante par ses bains chauds et ses établissements nombreux.

En suivant en voiture les rives de la Nive jusqu'à Cambo, station minérale, fière de ses deux sources, l'une ferrugineuse et l'autre sulfureuse.

Par le chemin de fer qui conduit en Espagne, on peut visiter en un jour Saint-Jean-de-Luz, Fontarabie et Saint-Sébastien — qui méritent chacun une mention particulière.

Saint-Jean-de-Luz, à 20 kilomètres de Biaritz, a eu toute sa splendeur, lorsque presque toute sa population se composait de corsaires et de pêcheurs de baleines. Aujourd'hui, cette petite ville, qui possède une plage excellente, ne vit que de quelques souvenirs historiques.

Placée à la frontière de la France et de l'Espagne, elle a souvent été l'asile des rois de ces Etats.

Louis XI y a séjourné, et c'est aussi dans ses murs qu'eut lieu en 1660 le mariage de Louis XIV avec Marie-Thérèse d'Espagne. Les maisons occupées par les illustres époux y existent encore et s'ouvrent sans difficultés aux désirs des visiteurs.

La porte de l'église où ils ont reçu la bénédiction nuptiale a été murée pour ne plus être ouverte.

La mairie garde dans ses archives l'acte de leur mariage qu'on montre aussi à ceux qui désirent le voir.

La petite ville de Luz qui ne se compose que d'une rue très-longue, que d'un côté les sables ont déjà envahie, ne peut manquer quelque jour d'être engloutie par la mer.

Elle ne peut donc songer, avec de telles perspectives, à un grand avenir comme station de bains et à se donner de grands établissements pour les favoriser ; mais la ceinture de collines et de montagnes dont elle est entourée, est seule capable d'y attirer assez d'étrangers.

L'horizon qu'on embrasse du haut de la montagne de la

Rhima est vraiment ravissant. L'ascension ne présente aucun danger.

A deux kilomètres de Saint-Jean-de-Luz, le château d'Urtuby attire les regards ; retraite féodale qui reçut la visite du roi Louis XI.

A peu de distance, la croix des Bosquets, lieu célèbre par deux belles actions de guerre de notre armée contre les Espagnols en 1793 et en 1813.

Au bas de la côte, Biriaton, dont le pont laisse flotter les couleurs propres aux deux nations.

Hendaye, Fontarabie, Behobie, dernier village français, sur la rive droite de la Bidassoa, petite rivière qui sépare la France de l'Espagne, et forme en cet endroit plusieurs petites îles, parmi lesquelles on distingue celle des Faisans. C'est en ce lieu que les ambassadeurs de France et d'Espagne eurent en 1660 une entrevue pour la conclusion du mariage du grand roi Louis XIV avec l'infante Marie-Thérèse d'Espagne.

De Béhobie, on se rend à Hendaye, dernière station française. La plage est admirable, et tous les environs d'une beauté ravissante.

Moyennant quelques centimes, on se fait transporter en bateau sur la rive gauche de la Bidassoa, à Fontarabie, premier village espagnol de 3,000 habitants, dont les constructions avec leurs fenêtres grillées donnent une idée générale de celles de l'Espagne.

Hendaye et Fontarabie, sentinelles avancées des discordes entre les deux nations, ont souvent eu à souffrir de ces luttes et ont été plusieurs fois détruites par la mitraille. En 1814, les armées portugaise et anglaise bombardaient Hendaye tandis que l'armée française bombardait Fontarabie. Sa position le rend encore aujourd'hui le champ où tend à se juger la lutte entre la royauté de don Carlos et la République espagnole.

L'église de Fontarabie présente à l'intérieur une architecture gothique, et à l'extérieur le style de la Renaissance. Les sculptures de l'autel sont dignes d'attention... Le château qui, d'un côté, fait face à la place et de l'autre domine la Bidassoa, est du xvi° siècle.

Plus loin, sur l'océan, est le cap Figuier, où se trouve un phare à feu fixe, de plus de cent mètres au-dessus du niveau de la mer.

Si on ne craint pas la fatigue, on pourra gravir jusqu'au couvent de N. D. de la Guadalupe, à plus de 700 mètres au sommet du Jaizquivel.

C'est un panorama tel que peu de sommets en offrent de plus beaux et de plus étendus.

Sur le sol espagnol, pour étudier les bains de mer, on ne peut guère en sortir sans visiter le Passages, cette station maritime sûre et bien abritée, aux vivants souvenirs, à l'embouchure de l'Oyarzund, et à sa sortie du tunnel du col Gainchusqueta.

Enfin Saint-Sébastien, séjour de troubles encore, où l'Espagne s'efforce de créer un beau port et un établissement de bains capables de rivaliser avec ceux de Biaritz, mais que ses désastres passés et les événements de la guerre civile qui s'y passent aujourd'hui, auront bien de la peine à permettre jamais de se réaliser.

Les églises, la caserne, l'hôtel de l'Ayuntamiento sur la place Neuve, l'arsenal, le couvent, les places, le théâtre, les tombeaux de MM. les officiers anglais morts en 1836 en défendant Saint-Sébastien, le mont Orgullo aux vastes perspectives et digne de son nom, sont les choses à voir.

Le retour à Biaritz par le chemin de fer Irun et la Négresse n'est guère que de dix heures.

Les distractions intérieures sont loin de manquer à Biaritz.

Outre le spectacle curieux et souvent amusant quand la mer est très-belle, que présente Biaritz à l'heure des bains ; les promenades sur la plage, quand le soleil est tombé, celles en pleine mer, à rames ou à la voile, la lecture et la pêche offrent comme partout des moyens d'y employer son temps et de trouver l'appétit qui, sur les bords de l'eau, fait rarement défaut, et même la santé.

Le soir, d'autres plaisirs.

A la chaleur du jour, succède la fraîcheur de la brise du large, l'éclat éblouissant des toilettes des dames, ce langage varié plus encore qu'ailleurs de toutes les nations.

Comme dernier attrait dans ce séjour féérique, les joies du casino, ces concerts mélodieux qui reposent les sens et disposent au sommeil, souvent bercé, après ces douces impressions, de songes agréables.

# ARCACHON

SA SPÉCIALITÉ

SES AVANTAGES ET SES INCONVÉNIENTS.

# ARCACHON

## SA SPÉCIALITÉ
## SES AVANTAGES ET SES INCONVÉNIENTS

### CHAPITRE PREMIER.

Sa transformation grâce au chemin de fer, à son voisinage de Bordeaux, à la haute
finance. — Prétentions exagérées. — Division, sous le rapport hygiénique en
trois villes distinctes : 1º d'été ou des bains ; 2º d'hiver ou de la fôret ; 3º mixte
ou des boulevards. — Devise trop ambitieuse aussi : *heri solitudo, hodie vicus,
cras civitas.*
*Le bassin* : son aspect, son mouvement, spécialité de ses bains.
*Inconvénients* : sables trop mouvants. — Voisinage des marais de la Teste —
Système médical de Boudin, défectueux. — Séjour de la forêt et trop froid et
trop chaud, monotone toujours. — Efforts d'un médecin habile pour concilier
tous ces inconvénients.
*Etat hygrométrique.* — L'ozone. — Défaut des brises plus sensibles ailleurs. —
Mauvaise odeur produite par le varech déposé sur la plage. — Eglises Notre-
Dame et de Saint-Ferdinand. — Schisme ridicule. — Etablissement de piscines
en plein air impossible à Arcachon, avantages sous ce rapport de Biaritz et de
Royan.

Depuis deux ans seulement, à la saison des bains, j'ai revu
Arcachon, que je n'avais pas vu depuis plus de quinze ans...
que j'avais vu plutôt quand il n'existait pas !

D'une plage déserte, sauvage, inhabitable où ne se voyaient,
comme à Biaritz que quelques cabanes de pêcheurs, la vapeur
en a fait un séjour de plaisance qui, pour Bordeaux surtout
(quoiqu'il en soit distant de plus de quinze lieues), représente
en petit, ce que sont pour Paris, Versailles et Saint-Cloud, et
le bois de Boulogne et toute la banlieue.

Cette facilité des communications permet aux négociants
de Bordeaux qui y ont leurs familles, de venir tous les soirs,
pour retourner le matin, à l'heure des bureaux, sans interrompre en rien leurs opérations. Arcachon devait donc avoir
leur préférence.

Le dimanche, grâce aux trains de plaisir, tous les hôtels

d'Arcachon et les villas sont pleins. Des groupes de curieux parcourent la forêt, ou font sous l'ombrage des repas, où règnent la gaieté, l'appétit, et qu'animent les chants.

La forêt d'Arcachon, naguère objet d'effroi, semée maintenant de villas magnifiques qui ne se ressemblent toutes, et percée en tous sens de routes carossables, de belles avenues et de sentiers tortueux où la science et l'amour aiment à s'égarer, s'est changée par l'effet d'une vertu magique, en un séjour paisible, mystérieux, enchanteux. C'est surtout, prétend-on, le réfuge précieux des santés délicates dans la saison d'hiver. Sur quoi nous nous réservons de dire cependant bientôt notre opinion.

Le soir, pendant les bains, les becs nombreux de gaz qui percent le feuillage le rendent encore plus doux, plus propre au sentiment.

Le boulevard central qui a plus de quatre kilomètres et s'étend de la gare à la villa Pereire, entre la ville d'hiver et la ville des bains, est vaste et spacieux, mais manque encore d'ombrage, que lui procureront néanmoins avant bien des années, les arbres encore jeunes qui bordent ses côtés...

Dans la ferme espérance d'un avenir prospère, on commence ici par où l'on finit ailleurs. Du côté du bassin de belles habitations, des monuments superbes, embellissent la ville encore de beaucoup trop petite pour eux, si bien qu'en les voyant, les étrangers s'écrient que ce sont là « des folies. » A quoi les habitants, comptant sur leur étoile et sur la protection qui les soutient toujours, répondent à leur tour par ces mots qu'ils ont pris pour devise :

Heri solitudo, hodie vicus, cras civitas.

« Arcachon n'était hier qu'une plage déserte. C'est aujourd'hui déjà un bourg très-important, et demain ce sera une grande cité. »

On voit qu'ils marchent vite, et qu'en effet ils ont confiance en l'avenir.

Tel qu'il est aujourd'hui, Arcachon ne peut donc se comparer à rien.

Il est tout à la fois vaporeux et sauvage. Dans la ville d'hiver, on dirait des palais habités par des fées.

Du côté du bassin, l'aspect est différent. Les barques qui le sillonnent en tout temps, à toute heure, moins élégantes et moins légères que les gondoles vénitiennes, parce qu'elles servent à tout, aux courses et à la pêche, leur ressemblent un peu et donnent à ce bassin certain air du Lydo et de l'Adriatique.

Elles sont pour la plupart conduites par des femmes, nautoniers plus au fait pour les courses d'amour, mais non pas plus discrets à la fin du voyage.

Les maisons qui le bordent, le grand hôtel et le château, représentent aussi en petit quelques-uns des palais de la ville des Doges, et montrent qu'Arcachon, pour hasarder déjà de belles constructions, compte aussi s'agrandir.

Venise n'avait pas commencé, en effet, avec plus de ressources.

De malheureux pêcheurs au milieu des marais, plus tard des exilés fuyant la tyrannie, ont fondé cette ville devenue depuis la maîtresse des mers, le temple des plaisirs et surnommée la Riche. Toutes les grandes cités sont presque nées ainsi... Un jour il en sera de même de Royan.

Si l'entrée du bassin était assez facile pour permettre à de gros bâtiments d'y venir, qu'il fût possible aussi d'y construire des quais, nul doute qu'il ne devînt bientôt un port superbe pour lequel Bordeaux (si sa rade se perd), aurait plus de penchant qu'il n'en a pour un port de refuge à Royan.

Sous le rapport des bains, qui surtout nous concernent, j'ai déjà signalé leur spécialité.

Par la facilité qu'on a de les prendre à toute heure et le calme de l'eau, cette déclivité si douce de la plage et ce sable si fin qui en forme le fond, aucune station ne peut mieux convenir aux baigneurs affaiblis, délicats et nerveux.

Par son chemin de fer, Arcachon est auprès d'une grande cité. (soixante kilomètres. A ces conditions là, bien des localités sont aussi rapprochées si, pour communiquer entre elles, elles avaient une ligne de fer.)

La mer dans le bassin n'a ni la violence de la mer de la Manche et de la Normandie avec leurs brouillards, ni même de Biaritz qu'aucun arbre n'ombrage, ni l'immobilité de la mer de Provence sous un soleil de feu, ou que rend furieuse le souffle du mistral.

C'est là pour Arcachon son plus grand avantage.

A côté de cela, combien d'inconvénients ! Je ne l'appellerai point, comme quelques esprits malins toujours un peu jaloux de ce qu'ils n'ont point, « une vraie grenouillère ; » mais je crois néanmoins que le fond du bassin où est située la Teste et les marais vaseux qu'on trouve en arrivant, ne sont pas sans avoir certaines influences sur les fièvres d'accès intermittents qui se tournent parfois en fièvres pernicieuses.

On objectera peut-être que, contre le développement de la tuberculose, c'est une garantie. Mais la théorie de M. Boudin, que les faits, chaque jour, ébranlent davantage, n'a pas encore, je pense, acquis cette force de loi qu'a voulu lui donner, trop prématurément, son habile inventeur. Le manque d'eau potable laisse surtout à l'hygiène beaucoup à désirer.

L'ombre de la forêt (qui n'est pas composée seulement que de pins), entretient en hiver, surtout en automne, une grande humidité qui rend moins salutaire, les habitations de la ville d'hiver et doit nuire aux effets que leur attribue d'une manière un peu trop absolue dans de charmantes pages (qui devaient, à Bordeaux, trouver beaucoup d'écho), l'habile médecin inspecteur d'Arcachon.

A l'aide d'un beau style et d'un peu de logique, quelles conclusions ne peut-on pas tirer?

L'air, le site et les eaux se prêtent à l'envi à nos déductions..
La chimie, la physique et les chiffres eux-mêmes leur prêtent
leur appui... Rien ne manque au problème...

Les influences ailleurs trop chaudes ou trop froides, par un
heureux privilége que démontre toujours l'observation clini-
que, se trouvent avoir ici un tel tempérament, qu'on ne peut
nulle part, avec plus d'avantages, tenter la guérison d'affections jusque-là réputées incurables, et qui, de leur nature,
semblent très-opposées.

Quelques bois composés de certaines essences qu'on incline
un peu plus au nord ou au midi, quelques élévations qu'au
besoin on rapproche ou recule un peu plus, donnent des influences, un abri protecteur, qu'on ne peut nulle part trouver
si favorables.

D'une maladie à l'autre, par lien de parenté, une telle exposition devient bientôt propre à les guérir toutes.

Le mal est que tous les établissements ont la même prétention.

Entre Nice et Arcachon, Cannes, Menton et Hyères, les côtes
de Provence, celles de l'Océan et de la Normandie, entre l'Italie et l'Espagne, Madère et l'Algérie, qui donc prononcera?...

Comme chaque climat, chaque médicament aspire à la
prééminence.

L'arsenic aujourd'hui que ne guérit-il pas?

Jadis objet d'effroi, depuis que certains crimes l'ont rendu
plus connu, tout le monde en raffole. C'est le reconstituant à
nul autre pareil. Ce qui tue peut sauver! Notre époque est
féconde en conclusions semblables.

Le fer et l'antimoine, l'iode et le quinquina, la lancette et
l'opium ont été détrônés!! L'acool, aujourd'hui est en très-
grand honneur!!...

Comme les nations, les plantes et les métaux, au bruit de
la réclame, se font aussi la guerre!...

La forêt d'Arcachon, qui ne peut pourtant pas, selon tous

les besoins, changer de position, offrir le même abri contre les vents qui soufflent des quatre points cardinaux, qui ne peut être à la fois trop froide et trop chaude, trop sèche et trop humide, ne peut guère non plus, à si peu de distance, former avec la plage une zone assez distincte pour que les influences y soient si opposées.

Entre ces deux zones distantes à peine de cent mètres, sur le second boulevard, notre habile confrère trouve même le moyen d'en établir une autre, où l'influence est telle, qu'elle mitige à merveille ce que l'une a de trop sec et l'autre de trop doux. La nature toujours va par gradation, quoiqu'elle ne souffre guère qu'on l'emprisonne ainsi dans d'étroites limites...

Arcachon pourrait bien avoir cet avantage, mais je doute pourtant qu'Hippocrate lui-même, qui n'avait pas, il est vrai, à sa disposition nos instruments physiques pour préciser si bien ses observations, eût jamais établi à si peu de distance, sur les effets de l'air du climat et des eaux, une sphère d'action aussi peu étendue.,.

En langue plus simple, nous dirons franchement que c'est là ce qu'on peut appeler savoir presque trop bien ménager le terrain...

Ailleurs qu'on en perd tant, il serait bon peut-être qu'on vînt à Arcachon y prendre des leçons pour mieux l'utiliser...

Plus tard, le raisonnement et la statistique pourront venir aussi au besoin de la cause. Entre des mains habiles il y a toujours moyen de soutenir l'idée dont on s'est emparé...

Demandez aux rhéteurs et... à nos députés!!...

Pour revenir à Arcachon, dans l'application, notre honoré confrère est pourtant si peu sûr de ses propositions, qu'avec certain dépit : « *Vox clamantis in deserto*, » qui prouve que les faits ne sont pas toujours d'accord avec la théorie, il insiste avec force pour qu'au lieu de châlets élégants et légers, on donne aux constructions qui se feront plus tard plus d'é paisseur et de solidité, pour protéger l'hiver, contre le froid et l'humidité, les malades qui doivent y habiter.

« L'ozone, dit encore notre excellent confrère, cet agent tout nouveau et encore inconnu que tantôt on invoque comme antagoniste des miasmes paludéens (et que nous croyons au contraire en être une manifestation), que tantôt on regarde comme préservatif et tantôt comme cause des fièvres pernicieuses et du choléra (qui ne nous a jamais semblé en différer beaucoup), l'ozone, dans la forêt d'Arcachon, est dans de telles proportions qu'elles atteignent les dernières limites de l'échelle de Bérigny. » Dans notre théorie, il n'est pas, selon nous, d'état moins favorable et qui prouve moins bien ce qu'on voudrait prouver... L'hygromètre donne aussi des écarts trop sensibles.

La forêt d'Arcachon est donc, à notre avis, trop froide et trop humide en hiver, et trop chaude en été. Le sable trop léger vous brûle et vous aveugle.

Si, comme on le prétend, en effet, la brise de la mer ne peut y pénétrer de manière qu'on puisse en faire une zone distincte de celle de la plage, comment pourrait-elle, l'été où le vent est moins fort, y pénétrer mieux pour y rafraîchir l'air !!

Ce qu'il y a de certain c'est que, dans les allées où l'air est concentré, la chaleur y est des plus insupportables. On ne peut l'éviter qu'en se tenant renfermé dans l'intérieur des maisons ou en se réfugiant dans les endroits fourrés où les moustics, insectes nés dans la fange, viennent vous faire une guerre contre laquelle, le jour aussi bien que la nuit, les gazes transparentes ne vous protégent pas.

Ce n'est donc pas ici cet air frais de la brise du large que les émanations salines animent et tempèrent sur les plages situées au bord de l'Océan et de la Méditerranée, qu'abritent des vents secs qui viennent de terre, un rideau de montagnes formant amphithéâtre, ou des arbres placés sur un plan reculé.

L'église d'Arcachon, de construction récente, avec sa jolie

flèche, et qui se trouve jointe à l'ancienne chapelle dédiée à Notre-Dame, occupe un point central dans la ville d'hiver. On n'a point eu l'idée, comme ailleurs, de la placer sous l'eau. Elle domine la ville, la plage et le bassin et apparaît de loin au sein de la tempête aux marins en péril, comme un lieu où ils doivent adresser leurs prières, et un pèlérinage où ils devront aller déposer leurs offrandes aux pieds de la Madone, s'ils sont assez heureux pour aborder au port. Cette église pourtant se trouverait trop petite, si l'on n'avait déjà, aux deux bouts d'Arcachon, songé à en construire deux encore semblables.

Ici, comme on le voit, on ne lésine pas, sur un sujet ailleurs qui cause tant de troubles. On ne doit même pas craindre que la nouvelle doctrine d'un réformateur nouveau sorti de ces forêts vienne de longtemps changer sous ce rapport l'esprit des habitants.

Le souvenir de Saint Vincent de Paul, enfant aussi des Landes, n'y est probablement pas entièrement effacé !!

Comme promenades, Arcachon n'a rien que sa forêt... Sur les bords du bassin elles sont impossibles. Le sable est trop fin et beaucoup trop mouvant... Les pieds enfoncent, et la marche y est très-fatigante. L'algue, en grande quantité, que la marée dépose, chauffée par le soleil, s'y décompose et y répand aussi une odeur des plus désagréables et des plus insalubres. C'est un inconvénient qui n'a pas lieu ailleurs où ces plantes marines attachées aux rochers, où la mer vient à chaque marée les rafraîchir et les faire croître, donnent des émanations iodurées et salines qu'elles répandent dans l'air, en font pour les malades, dont la poitrine est faible, une inhalation des plus avantageuses. Ces jolies promenades, qui ont lieu à cheval, en voiture ou à pied lorsque la mer est basse, dans les autres endroits où le sable est plus solide, leur donnent de la vie, sont utiles aux malades et se prêtent si bien aux ébats des enfants et au grand agrément de tous les étrangers : c'est là un avantage et aussi un bienfait dont Arcachon est privé... ce qui en général le rend beaucoup plus triste que d'autres stations. C'est un lieu de repos, mais non pas de plaisir. Les maisons, la forêt, on n'en peut pas sortir. Ad. Joanne dit « qu'on y vient et qu'on y reste. » Nous croyons, nous, qu'on y vient une fois et qu'on n'y revient plus.

Royan, comme Arcachon, avait ses bains tranquilles pour les constitutions débiles et nerveuses : on l'en avait privé en comblant la partie abritée de la Conche, et en ne voulant pas creuser sur le rocher, au bas de la falaise, de petits réservoirs dont nous avons parlé, où l'eau de mer, chauffée d'une marée à l'autre par l'ardeur du soleil par la concentration de tous ses éléments, offrirait en tous temps pour les enfants surtout, des bains efficaces que ceux qu'avec grand'peine et beaucoup de dépenses on cherche à imiter dans l'établissement Celui-ci ne devrait alors servir qu'aux mauvais temps, et à placer surtout un système de douches bien plus complet qu'il n'est. Mieux connus aujourd'hui, on cherche à remédier à ces inconvénients, et Royan avant peu sera des mieux pourvus. Dans de telles conditions, nous l'avons dit souvent, aucune station ne pourrait avec Royan entrer en concurrence.

S'il n'est pas fréquenté comme il devrait l'être, c'est qu'il manque surtout, comme je l'ai répété à satiété, d'une ligne de fer dont tous les autres jouissent.

Royan sait tout cela et ne s'en est point ému. Il a dans sa position beaucoup trop de confiance.

Cerné dans le midi de toutes les manières qui lui ôtent l'aliment qui lui était destiné et tendent à le faire périr d'inanition, et du côté du nord, par les bains de la Manche et de la Normandie, à l'ouest par ceux de la Bretagne, et plus bas Saint-Nazaire, le Croisic et les Sables, la Rochelle et Fourras, attend-il donc encore que le chemin du Médoc, près de se terminer, développe à Soulas (foyer ardent des fièvres) une nouvelle barrière qui le mette à l'état de siége ou de blocus, s'il ne s'empare au plus vite, sur *Pons directement*, de la seule issue qui lui reste et qui mène partout.

On s'en occupe enfin. Déjà l'œuvre commence, et dans un an d'ici Royan aura changé, et, comme station!de bains aux bords de l'Océan, n'aura plus son égale.

Arcachon, malgré ses espérances et les belles constructions dont il s'est enrichi un peu prématurément, pourrait bien demeurer alors ce qu'il est aujourd'hui, *hodie vicus*, un bourg très-important; mais !pour réaliser jamais d'une manière complète le programme qu'il s'est donné : *cras civitas*; pour devenir un jour une grande cité, c'est un peu moins certain.

L'entrée du cap Ferret, qui toujours diminue, se fermant tout à coup, pourrait bien à la fin ne faire qu'un étang du bassin d'Arcachon, comme celui de Cazeaux. Que deviendront alors tous les beaux monuments dont il est entouré!...

C'est bien là, selon nous, ce qui, pour Arcachon, dans un temps assez peu éloigné, paraît le plus à craindre Mais suivant quelques savants, cette station balnéaire serait à une époque plus éloignée menacée de dangers d'un genre différent, mais non moins redoutables.

D'après les observations de M. Delfotrie, vice-président de la Société linéenne de la Gironde, observations qu'il appuie de raisonnements théoriques et de preuves physiques, la plage d'Arcachon éprouve, chaque année, un affaissement qui ne peut manquer d'amener à la fin son entière disparition.

« Boulevards, hôtels, châlets, seront engloutis, selon lui, « par la mer qui s'avance à pas de géant. »

L'affaissement de la Pointe de Grave à l'embouchure de la Gironde, signalé déjà il y a trois ans, par M. Delfotrie aux observations et aux recherches des savants, n'ayant pas en lui-même la même importance, n'avait donné lieu qu'à des bruits vagues et confus. Mais aujourd'hui que l'affaissement de la plage d'Arcachon est de même signalé, au monde savant, et que la question locale et n'intéressant que les spéculations privées, est devenue générale et susceptible d'un examen scientifique approfondi, elle n'a pas manqué d'exciter, de la part des Arcachonnais surtout, les plus vives réclamations réclamations accompagnées d'épithètes assez peu ménagées à l'adresse de l'honorable M. Delfortrie... Bonhomme tu te fâches, donc tu as tort !...

C'est peut-être la conclusion qu'on serait en droit de tirer ici de cette violente controverse.

Quoi qu'il en soit, M. Delfotrie, dans un opuscule déjà fort répandu, *sur l'empiètement de la Mer*, a constaté que depuis trois ans, au fond du golfe de Gascogne notamment, la mer s'avance rapidement, et il se demande si des travaux de défense et d'endiguement sur ces parages où la tempète sévit avec fureur, pourront sauvegarder sûrement et pour un temps bien long, la plage d'Arcachon.

Qu'opposer, en effet, à cet envahissement du terrible élément ?

Il est des cités opulentes, des bourgades, des campagnes dont le sort est de disparaître, et combien, en effet, malgré tous les efforts humains, ont été englouties ! !

Qu'on fouille les siècles passés, l'histoire de tous les temps, les faits sont là inexorables et qui prouvent que la volonté de l'homme ne peut rien contre les lois du Créateur !..

Noviomagus, le vieux Soulac à la Pointe de Grave, ont disparu depuis longtemps ; peut-être est-ce aussi le sort qui est réservé aux Arcachonnais comme aux habitants de Saint-Jean-de-Luz, menacés par l'Océan...

Certes, ces conclusions ne sont pas rassurantes ; mais on ne peut pas dire qu'elles soient absolument dénuées de fondement.

Nous faudra-t-il donc assister à l'agonie d'une ville florissante ? Certainement nous ne le verrons pas ; mais, à moins d'événements que nous croyons, nous, plus probables et plus prochains, il est permis de croire aussi que, dans des temps plus reculés les générations futures pourront assister à un de ces cataclysmes qui, dans certains endroits, à certaines époques, bouleversent le sol de notre planète.

A ces assertions de M. Delfortrie, la foule des intéressés n'a pu manquer d'être émue, et les cris jetés par le public, par le maire d'Arcachon, par M. Lafon et M. J. P. Jaby, agent principal de la Société immobilière d'Arcachon, prouvent assez l'importance qu'ils accordent à cette théorie et l'effroi qu'elle leur cause. Leurs objections conduisent au moins à cette conclusion que, s'il n'y a pas affaissement du sol y a incontestablement érosion ou envahissement rapide, et les votes émis cette année par le Conseil général de la Gironde, pour défendre la côte, prouvent aussi que ces craintes ont quelque fondement.

Ce qui serait très-possible enfin, c'est que l'érosion du sol et son affaissement, et l'envahissement de l'entrée du bassin eussent lieu en même temps, ce qui amènerait encore un résultat plus prompt.

Quoi qu'il en soit en définitive de notre hypothèse (la plus récente et pour nous la plus vraisemblable), de l'occlusion prochaine du bassin d'Arcachon : De celle de MM. Jaby et Lafon de l'érosion du sol, ou de celle enfin de M. Delfortrie, de l'affaissement de la plage, de quel côté que soit la vérité, il faut reconnaître que pour Arcachon la perspective est loin d'être bien rassurante.

En attendant, l'intérieur d'Arcachon comme ses alentours ne présentent pas moins une foule d'établissements et de curiosités utiles à visiter.

# CHAPITRE II.



## LA TESTE.

Avant d'aller ailleurs, retournons à la Teste, que le chemin de fer nous a permis à peine d'apercevoir en passant. Mais, en suivant à pied la jetée étroite qui y conduit, soyons prudents, et suivons bien surtout la route qu'on nous a indiquée, car une chute, un faux pas à droite ou à gauche, et nous disparaîtrions à jamais dans ce tombeau de boue infecte.

A peine arrivés, nous voilà assaillis par des myriades de moustics, qui, avec les mouches et les taons sur la lisière des bois, sont les hôtes qui, dans ces parages, vous accueillent avec le plus d'empressement.

Inutile d'essayer de les éloigner avec les mains, les mouchoirs ou les chapeaux. Comme une des sept plaies de l'Egypte, ils fondent sur vous en bourdonnant. Dans les yeux, les oreilles, la bouche et les narines ; comme le lion de la fable, c'est à vous rendre fou !...

Ce quartier le plus ancien et le plus proche de la lagune, c'est le bourg de Mestras, résidence générale de presque tous les pêcheurs.

Devant chaque maisonnette, sèche au soleil, un immense filet, dans les mailles duquel se trémoussent encore quelques barbillons égarés.

Contre les murailles sont appuyés des avirons, des cordages, des voiles et des mâts et tout l'attirail nécessaire aux Mazaniello de l'endroit. Toutes les rues sont jonchées d'écailles de poissons, qui brillent au soleil, comme des perles fines, et, ce qui est moins propre encore, des débris qui sont loin de répandre une bonne odeur, et servent d'aliments à ces milliers de mouches, dont la piqûre n'est pas quelquefois sans danger.

De ce point cependant qui est le centre des approvisionnements de Bordeaux, où donc est l'océan ?... Cette petite ligne azurée qu'on aperçoit au loin, c'est la mer, qu'il semble qu'on pût passer, comme Moïse, à pied sec... Mais dans quelques heures, toutes ces îles de vase, où les barques sont à sec, seront couvertes d'eau, et les caboteurs à la voile vogueront où naguère, chaussés de grosses bottes, les pêcheurs d'huîtres marchaient en groupes très-nombreux.

Ce qui frappe à la Teste, et ce qui n'est pas plus gai, c'est le costume des femmes, presque toutes vêtues d'étoffes noires. Mais il faut que l'on sache que ce deuil perpétuel tient à ce que leurs époux, leurs frères ou leurs fils, sans cesse exposés aux caprices des flots, souvent ne reviennent plus !... Chaque année ajoute au deuil des familles : car chaque année la mer en dévore quelques-uns. Neptune, pour ses enfants, n'est pas moins cruel que Saturne.

Ce qui étonne encore, c'est de voir les femmes même à demi élégantes, marcher les pieds nus... Mais à quoi bon des chaussures dans un pays où bientôt elles seront raccornies par le sable brûlant et le sol imprégné de substances salines, où ce sable et cette terre sont d'ailleurs aussi doux qu'un tapis, et où de Bordeaux à la Teste il ne se trouve pas une pierre ou un caillou.

Voilà la Teste... Elle n'est pas belle... Des ruisseaux fangeux, des boucheries en plein air. Des habitants pâles et maigres, imprégnés de cet air méphitique occasionné par le retrait des eaux qui laissent à mer basse une vaste étendue de vases, sur lesquelles les rayons du soleil font naître un brouillard empesté qui donne lieu à des fièvres qui déciment parfois la population et appauvrissent, dans tous les cas, toutes les constitutions.

Tout le monde sait que la Teste est appelée ainsi, à cause d'un ruisseau large et peu profond qui la traverse.

Comme il n'y avait point de pierres aux environs, on y avait jeté tout simplement de distance en distance des têtes de bœuf desséchées, sur lesquelles on pouvait mettre le pied pour passer à l'autre bord.

De là, en patois du pays, le nom de Teste de Buch donné à ce village. — Il n'est pas dit, je crois, que l'architecte de ce pont improvisé ait ôté de ces têtes les cornes qu'il aura dû, au contraire, conserver avec soin, pour fixer avec plus de solidité chaque assise dans cette terre molle.

De retour à Arcachon, où la nature est plus belle, et tout plus riant, avant d'aller plus loin, nous aurons à visiter d'abord dans l'intérieur :

## Arcachon. — Curiosités de l'intérieur.

### OBSERVATOIRE DE SAINTE-CÉCILE.

L'observatoire situé sur l'une des dunes les plus élevées, d'où l'on peut le mieux embrasser Arcachon et ses alentours, est une construction d'une légèreté et d'une hardiesse admirables. Une passerelle, devenue une route, le relie au Casino. On y monte par un escalier étroit et en spirale jusqu'à une galerie qu'on ne peut escalader qu'au moyen d'une échelle. Le regard, de ce point, embrasse d'un côté le bassin et ses alentours, de l'autre la forêt et une immense étendue des landes. Quelques constructions, plus élevées que les autres, frappent davantage les regards.

C'est la gare, qui occupe un vaste emplacement et qui tend à s'agrandir de plus en plus, le grand hôtel et les deux églises de Notre-Dame et de Saint-Ferdinand, l'une à l'ouest et l'autre à l'est.

Notre-Dame, dont la flèche gothique a 65 mètres au-dessus du niveau de la mer, a été bâtie à côté d'une ancienne chapelle construite au XVIᵉ siècle.

Saint-Ferdinand, à l'extrémité opposée de la vieille ville, est d'une construction encore plus moderne.

### LE CASINO.

Le Casino, placé au sommet de la dune qui domine la plage, est un des plus gracieux qui se trouvent dans les stations maritimes. C'est une charmante imitation de l'Alhambra, de l'Alcazar et de plusieurs des constructions mauresques de l'Espagne. Le salon de lecture et de conversation et la salle de spectacle sont vraiment remarquables. Les angles de l'édifice sont occupés par quatre minarets dont deux coupoles surmontent le centre.

Au milieu des jardins se trouve un kiosque où se donnent des concerts, et, au fond, le théâtre San Carlino, de Guignol et des marionnettes.

L'AQUARIUM.

Une des curiosités de l'intérieur d'Arcachon est le Musée-Aquarium, tel que toutes les villes de bains pourraient et devraient en posséder. Il est situé sur le boulevard de la plage. Les salles du premier étage renferment quelques collections de géologie, de minéralogie, de botanique, d'ornithologie et d'ichthyologie, des coquillages, des instruments de pêche et des modèles de navires. Il existe aussi une petite bibliothèque attenant au musée.

L'Aquarium situé au rez-de-chaussée renferme des anémones de mer, des typpocampes. Dans les bassins extérieurs se trouvent des phoques et une multitude de poissons et de coquillages.

Après les habitations remarquables que bordent le bassin et les superbes châlets dont la forêt est parsemée, il n'est guère de monuments à Arcachon dignes d'être cités que la Mairie, dont le rez-de-chaussée forme une halle couverte, un collége peu fréquenté et un petit théâtre, appelé théâtre du Châlet.

Après les promenades à pied ou à cheval dans la forêt ou dans les grandes landes, les parties sur le bassin, les distractions que présente Arcachon sont la chasse aux lapins et aux canards et la pêche à la sardine et aux flambeaux.

Les lapins, dans les dunes et dans les grandes landes, sont en grandes quantité et commettent dans les endroits cultivés des désastres très-grands. On trouve ainsi sur quelques points des sangliers, des loups et des renards. Les ortolans et les palombes s'y rencontrent souvent.

Tous les jours, lorsque le temps est beau et que la nuit semble s'annoncer belle, une multitude de barques sortent du fond du bassin pour aller jeter l'ancre à l'entrée de la passe, où elles attendent le moment de se porter au large, pour y faire la pêche d'une petite sardine qu'on appelle *Royan*, parce que c'est dans les parages de cette ville, à l'embouchure de la Gironde et aux Sables-d'Olonne, que se rencontre en plus grande quantité ce délicieux poisson. Le filet qu'on jette à la mer est tout droit. Pour attirer le poisson, on lui jette une pâture qui est cause qu'une grande quantité de royans, en voulant la saisir, s'élance dans le filet dont les mailles le retiennent par les ouïes. C'est par milliers qu'on les emporte. Des barques, plus grandes et plus capables de soutenir la mer, s'avancent aussi plus loin et passent plusieurs jours pour faire la pêche en grand.

On pêche aussi, comme sur toutes les plages déclives et sablonneuses, avec le filet ordinaire qu'on appelle la *Seine*.

Une pêche surtout intéressante est la pêche aux flambeaux.

Le soir, une gondole glisse le long du rivage. Une torche de pin, disposée sur un gril, brûle à l'arrière de la barque avec un éclat rougeâtre. Un homme, armé comme Neptune d'une sorte de harpon qu'on appelle *fouëne*, les yeux fixés sur le fond de sable, épie le poisson qui dort et le transperce. Une beauté au tableau est, lorsque la nuit est un peu obscure et la mer phosphorescente, et que chaque coup de rame soulève des tourbillons de flammes qui entourent la barque, qui, en glissant sur l'eau, laisse ainsi derrière elle un vrai sillon de feu.

Au milieu du bassin d'Arcachon, qui a une superficie de 12 à 13 mille hectares, se trouve une île connue sous le nom d'île des Oiseaux. Elle a une circonférence de 3 à 4 kilomètres. Il n'y croît ni arbre ni arbuste. Pourvue d'une fontaine d'eau douce d'une excellente qualité, et qui serait mieux placée à Arcachon, qui n'a, pour s'alimenter, qu'un puits artésien d'un assez mince débit, et dont l'eau n'est pas non plus des meilleurs. L'île des Oiseaux, qui n'était qu'un communal où chacun avait le droit d'envoyer ses bestiaux, et dont l'État, depuis quelques années, a revendiqué la propriété, est louée à un fermier, qui reçoit aussi, à des prix convenus, des bestiaux au pacage, accorde de même des permissions de chasse, et loue, pendant l'automne et l'hiver, quelques huttes à des pêcheurs qui font en même temps la chasse aux canards sauvages. Cette chasse se fait de la manière suivante :

Il existe, dans l'île des Oiseaux et sur les rivages voisins, des bas-fonds qu'on appelle *cassards*, dont les uns, aux heures des marées, tantôt sont couverts d'eau et tantôt sont à sec. D'autres, qui sont toujours mouillés, ont cependant très-peu de profondeur. C'est dans ces endroits que le chasseur établit, sur des perches qui ont trois ou quatre mètres de hauteur, les filets, dont quelques-uns ont de 700 à 800 mètres. Ils sont, en général, disposés en zig-zag. On choisit ordinairement, pour les tendre, une de ces nuits sombres et froides de l'hiver, alors que les eaux des étangs et des ruisseaux sont tout à fait gelées, et surtout quand la terre est couverte de neige. Les canards, aussitôt que la marée est basse, se rassemblent par légions, pour aller chercher leur pâture dans les endroits du bassin que la mer a laissés à sec. Avant de se poser, ils font plusieurs circuits ; mais en s'approchant toujours de plus en plus des lieux où l'eau ou le dégel ont ramolli la terre et de ceux qui sont encore couverts d'une nappe légère. En tournoyant ainsi, plusieurs de ces volatiles, de leur nature assez peu avisés, viennent s'embarrasser dans les filets, et, loin d'épouvanter la bande, servent au contraire d'appeaux. Lorsqu'il s'en trouve déjà un certain nombre de pris, le chasseur, dans l'espoir que ceux qui sont échappés ou d'autres reviendront, parcourt rapidement ses filets, et, pour aller plus vite, se contente de tordre le col aux prisonniers et de les jeter pêle-mêle dans un bateau ou dans un sac. La chasse est quelquefois tellement abondante que le bateau est plein. Un plaisir que l'on trouve encore à l'île des Oiseaux, c'est d'y faire lever des lapins qui s'y trouvent en grande quantité ; mais il coûte cher pour leur faire la chasse.

Des coquillages de toutes sortes et la crevette dite santé, si belle et si abondante à Royan, se trouvent aussi aux abords des îles des Oiseaux et sur quelques autres points du bassin d'Arcachon, où depuis quelques années on se livre avec succès à l'ostréoculture.

LE CAP FERRET.

Pour se rendre au cap Ferret, on part au moment où la mer a commencé à perdre, pour revenir à la marée montante. On aborde sur la plage au moyen d'une passerelle de quelques cents mètres. Le cap Ferret forme l'extrémité de la dune, qui garde à l'ouest le bassin d'Arcachon et lui sert de jetée. Mais cette pointe, qui ne cesse de s'élargir chaque année d'une manière sensible et de s'allonger dans la direction du sud, en même temps que les bancs de sable situés à l'entrée de la passe s'agrandissent aussi, laisse assez pressentir l'époque où le bassin sera tout à fait fermé et ne sera plus qu'un lac. Il se passe ici un phénomène tout à fait opposé a celui qui a lieu à Soulac et à la pointe de Grave ou du Verdon, que les flots de l'Océan et les courants de la Gironde minent de plus en plus, et qui se jouent des obstacles qu'avec tant de dépenses et depuis tant d'années on cherche à opposer à leur envahissement.

Au fond d'une petite anse sont quelques cabanes de pêcheurs. Un peu plus haut, un poste de douaniers et une maison de garde auprès d'un puits de bonne eau douce, où s'élève
aussi une tour haute de 50 mètres et qui supporte le phare,
construit par M. Deschamps fils, en 1839. Le feu fixe qui
l'éclaire s'aperçoit de nuit, en temps ordinaire, à une distance
de plus de 35 kilomètres. Rien de plus triste et de plus nu que
cette côte sauvage, où on ne peut trouver d'autres distractions que celle de chercher des coquillages. Du sommet de la
tour se découvre cependant une vue étendue sur l'Océan, sur
le bassin et sur les forêts dont les dunes sont couvertes.

Les promenades à pied sont en général pénibles aux environs d'Arcachon, où l'on marche toujours, comme au bord
du bassin, sur un sable mouvant. Malgré leur verdure appa-
rente, les pins ne donnent pas non plus assez d'ombrage pour
mettre les promeneurs à l'abri des rayons du soleil. Il faut
donc, quand on veut faire une excursion un peu longue, avoir
la précaution de louer une voiture ou un cheval.

LES FORÊTS D'ARCACHON ET DE LA TESTE
ET LES SEMIS DE L'ÉTAT.

La forêt d'Arcachon, cet Eldorado sur lequel le pays s'est
cru autorisé à fonder ses prétentions pour l'établissement
d'une ville d'hiver comme sur le bassin pour la ville d'été, a
une superficie de 3,000 à 3,500 hectares.

Elle est sillonnée de sentiers dans tous les sens, et dans une
étendue de 4 à 5 kilomètres de belles routes qu'y a établies la
Compagnie du Midi en vue de constructions de plus en
plus nombreuses, mais qui pourraient bien n'être à la fin
que des châteaux en Espagne.

La forêt de la Teste est bornée, à l'ouest, par les semis de
l'État, qui s'étendent jusqu'aux bords du bassin d'Arcachon ;
à l'est par les Landes, au nord par les marais de la Teste, et

au sud par l'étang de Cazeau. Son étendue est de 4,000 hectares environ. Le sol et la résine appartiennent à divers propriétaires. Les pins et les chênes sont la propriété des usagers domiciliés à la Teste et à Cazeau. C'est vers le milieu du xv° siècle que Frédéric de Foix, captal de Buch, partagea cette forêt entre tous ses vassaux, moyennant une redevance qu'il prélevait chaque année sur les produits des pins, et à la condition aussi que tous les enfants qui naîtraient après sa mort, et que tous les étrangers qui se fixeraient dans le pays auraient le droit, après un an de résidence, d'y prendre du bois pour se chauffer et pour leurs constructions.

Les semis de l'État, entre la forêt de la Teste et la forêt d'Arcachon datent d'un siècle environ. Ils sont traversés de différents chemins tracés par la compagnie du Midi dont un conduit en trente-cinq minutes d'Arcachon au Moullo !

Le Moullo est un point où du temps du premier empire, on avait établi une batterie de canons. Il est situé sur une pointe au bord du bassin en face du cap Ferret. Un couvent de Dominicains y a été fondé il y a quelques années. Il est généralement occupé par des moines malades ou convalescents.

La chapelle qu'on appelle aussi Notre-Dame-des-Passes est un édifice dont la façade à rosace est encadrée entre deux minarets. Elle domine la mer et on y jouit d'une vue magnifique. Un village commence à se former à l'entour.

POINTE DU SUD.

La pointe du Sud est un promontoire au sud de l'entrée du bassin d'Arcachon. On y jouit d'une belle vue sur l'Océan. On s'y rend par différents sentiers, on peut s'y rendre aussi en voiture par la forêt et enfin à pied en suivant la plage, si le chemin n'était pas si pénible à cause du sable qui est trop mobile et trop léger et dans lequel on enfonce !...

Au delà de la pointe du Moullo, on découvre à la marée

basse, les restes d'une ancienne forêt de pins jadis ensevelie par les sables et qui sont aujourd'hui la preuve tout à la fois des envahissements de la mer et des dunes sur les endroits voisins.

On longe ensuite le bas des dunes du Pilat et de la Grave que ronge incessamment le flot et d'où l'on jouit d'une vue admirable sur les brisants de la barre qui se trouve précisément en face entre la pointe du Sud et le cap Ferret. Le banc qui ferme à demi l'entrée est le banc de *Matoc* reste de l'île de Mate autrefois considérable.

Un sémaphore a été établi au sommet de la dune qui domine la *pointe du Sud.*

### L'ÉTANG DE CAZEAU.

L'étang de Cazeau, qu'on appelle aussi bien étang de Sanguinet, est élevé de 25 mètres au-dessus du niveau de la mer. Son étendue est 7,000 hectares et sa profondeur moyenne de 50 mètres environ. Au Nord, il se déverse au moyen d'un canal d'un myriamètre d'étendue dans le bassin d'Arcachon, au Sud dans l'étang de Biscarosse qui communique lui-même avec la mer par les étangs de Parentis et d'Aureilhan. On reconnaît aussi les traces d'un canal naturel aboutissant à la mer et par lequel l'étang de Cazeau avait son écoulement direct près de la pointe de Maubruc ; mais qui, depuis quelques siècles, a été envahi par les sables qui forment maintenant dans cet endroit une partie des dunes les plus élevées qui bordent l'Océan.

C'est de l'ancien port de Manbruc, à 5 kilomètres environ au Sud-Ouest de Cazeau, que l'on jouit de la plus belle vue sur l'étang. La forêt est aussi très-belle aux environs.

De Maubruc, on peut revenir en trois heures et demie ou quatre heures à Arcachon par les déserts et le Pilat.

Le Truc de la Trucque, à une distance à peu près égale d'Arcachon et de la Teste est une des dunes boisées les plus élevées des Landes.

Si de Cazeau, pour revenir à Arcachon, on passe par la forêt de la Teste, où il est bon d'avoir un guide, on trouve successivement plusieurs cabanes de résiniers à Natus, à Balconde et au Courneau.

Un chemin de fer à traction de chevaux entre la Teste et Cazeau est aussi en cours d'exécution ; mais, au lieu d'un chemin de fer américain, le conseil général de la Gironde réclame avec instance un chemin de fer ordinaire.

En suivant le côté Est de l'étang de Cazeau, on traverse la lande basse, et on arrive à Sanguinet, village de 1,200 habitants et de là à Biscarosse au bord du canal qui fait communiquer l'étang de Cazeau avec celui de Parentis d'une superficie de 4,000 hectares environ et de forme triangulaire.

Les habitants de Biscarosse s'occupent de la pêche et de la chasse aux bécasses.

Parentis-en-Born, à 55 kilomètres d'Arcachon, est un chef-lieu de canton de 2,000 habitants à l'extrémité orientale de l'étang qui porte son nom. On remarque dans l'église un christ en bois sculpté. Le commerce du pays consiste en laines, résines et minerai de fer.

Si l'on parvient jusqu'à Mimizan à 80 kilomètres d'Arcachon (distance considérable pour de simples promeneurs), on n'y retrouvera plus que les restes d'une ancienne cité autrefois une des plus importantes de la Gascogne. Elle était aussi un port de mer et faisait un assez grand commerce ; mais l'envahissement des sables l'a complètement détruit et il se trouve maintenant recouvert par une haute dune.

L'église qui a appartenu à une abbaye de bénédictins est située aux pieds mêmes de la dune et en partie recouverte par les sables sous lesquels il est à craindre qu'elle disparaisse tout à fait. La porte, assez bien conservée, offre de bizarres sculptures.

Dans les environs de Mimizan s'élèvent les restes de trois obélisques. C'étaient les limites de « sauveté » offertes aux persécutés des pays voisins.

Près de l'abbaye de Mimizan passait une voie romaine que les habitants appellent encore *Camin Roumiou*. Cette voie partait de l'ancien port de *Lapurdum* (Bayonne) et venait aboutir à l'antique *Boios*, par les étangs de Parentis et de Cazeau. Là elle se bifurquait. L'une de ses branches se dirigeait sur Bordeaux et l'autre sur Noviomagus, la ville près de Cordouan, qui a disparu sous les flots.

A un kilomètre de Mimizan coule la rivière très-rapide qui porte à la mer les eaux des étangs de Cazeau, de Biscarosse et d'Aureilhan.

Le côté Nord-Est du bassin d'Arcachon, qu'il est plus facile d'examiner en bateau ou en venant prendre à Facture le chemin de fer où se trouvent des omnibus qui vous conduisent au lac, présente à visiter :

Biganos, qui possède une verrerie et un haut fourneau. On y voit aussi d'anciens tumuli de l'époque gallo-romaine et des traces d'une voie de Bordeaux à Dax ;

Audenge, chef-lieu de canton, de 1,200 habitants, à l'ouest de l'embouchure de la Leyre. Les industries du pays consistent dans l'extraction de la résine, la préparation de la térébenthine, l'élève des sangsues et le commerce du poisson ;

Presque tous les réservoirs à poisson sont d'anciens marais salants. Audenge et ses environs en produisent en moyenne plus de 120,000 kilogrammes. Un seul éleveur de sangsues en vend chaque année plus d'un million ;

Tanssatville est une station de bains formée d'une seule rue que fréquentent les baigneurs d'une classe modeste qui redoutent le luxe et le bruit d'Arcachon. Les bains alimentés par un canal d'amenée de près d'un kilomètre appartiennent ainsi que la forêt à une compagnie ;

Arès était autrefois un bourg considérable, mais que les

dunes ont envahi en très-grande partie. L'église a été déjà reconstruite trois fois. La température d'Arès est encore plus douce que celle d'Arcachon.

LES LANDES.

Une dernière curiosité à signaler, qui n'appartient cependant pas d'une manière particulière à Arcachon, localité déjà assez sauvage et que la proximité de Bordeaux a pu seule animer, ce sont les grandes landes.

Le territoire qui les compose est formé de différents plateaux dont le principal est celui qui s'étend à l'est de la route de Bordeaux à Bayonne, borné d'un côté par l'Adour, la Douze et la Midouze, de l'autre par la Garonne.

L'arbre qui les compose presque exclusivement est le pin maritime. Les semis de pins lèvent parfaitement dans le sol composé d'une espèce de tuf formé de sables agglutinés et d'un ciment provenant d'un détritus de matières végétales.

A la dixième année se font les éclaircies qui procurent déjà un certain bénéfice. De cinquante à soixante ans, l'arbre a acquis son entier développement. Mais dès l'âge de vingt ans commence à se faire la récolte de la résine qui donne encore le bois de construction et de chauffage, le goudron, le bois et le charbon. Avec la résine, on obtient l'essence de térébenthine, le noir de fumée et la fabrication des gaz.

Le bois fournit encore des échalas pour les vignes et pour les clôtures, des poteaux pour les télégraphes, les pilotis les plus durables, des traverses pour les voies ferrées, des planches et des solives pour les constructions.

Un hectare de pin produit ordinairement par année de 60 à 75 francs.

Le chêne liége est aussi une production du sol léger des Landes ; mais il est bien plus long à se développer que le pin maritime, car ce n'est guère que vers la cinquantième année qu'on commence à en tirer quelque produit lequel consiste à dépouiller, tous les six ou sept ans, l'arbre de son écorce qui se détache en quelque sorte d'elle-même.

L'habitant des Landes vit essentiellement de la vie de famille, dont chaque membre, sous les ordres du chef, travaille pour la communauté. La nourriture est des plus simples et consiste en viande de porc ou de bestiaux qu'il élève, en produits du jardin, en pain de seigle ou de blé noir auquel il ajoute parfois une sorte de bouillie composée de farine de maïs qu'il appelle cruchade.

Le costume est à peu près le même qui se porte entre les Pyrénées et la Garonne.

Quelques vieillards ont conservé la culotte et la guêtre. Les autres ont adopté le pantalon, le gilet et la veste. Le béret béarnais remplace le chapeau. Les couleurs qu'ils préfèrent sont le marron et le bleu.

Les costumes des femmes sont beaucoup plus variés. Comme coiffure, la capulette est la plus répandue.

Dans l'intérieur elles portent des chapeaux de paille. Les chapeaux de feutre noir à la catalane sont plus spécialement la coiffure des femmes de la côte.

Presque tous les paysans des Landes mènent une vie nomade. On les distingue en trois catégories : les résiniers, les bouviers et les bergers.

Les résiniers sont les paysans des Landes qui récoltent la résine des pins maritimes.

Aussitôt qu'un arbre est parvenu à l'âge où il peut être mis en rapport, le résinier pratique au pied, dans la terre, un petit réservoir nommé *crot*.

Aux premiers jours de février, si le temps est assez beau, au moyen d'une espèce de raclette en fer, appelée *sarcle à pela*, le résinier enlève l'écorce du pin sur toute l'étendue où doivent être pratiquées des entailles successives pendant tout le temps de la récolte. Cette opération s'appelle *pela*.

Elle ne doit intéresser que l'écorce sans entamer le bois.

Dans le courant de mars, le résinier fait la première incision ou entaille nommée *pique*.

Tous les huit ou dix jours on en fait une nouvelle au-dessus de la précédente.

Toutes les entailles réunies forment une plaie continue nommée *care*. Celle-ci s'étend d'une manière continue, pendant cinq ou six ans, jusqu'à une hauteur de deux mètres ou trois, selon la force de l'arbre. On l'abandonne alors ; au bout de quelques années les lèvres de la plaie finissent par se couvrir d'une sorte de bourrelet nommé *orlc*, *ourlet*, sur lequel le résinier peut quelquefois ouvrir une nouvelle care.

Lorsqu'une care a donné pendant deux ou trois ans, le résinier en ouvre ordinairement une nouvelle à l'opposite qu'on appelle *care-bira*.

L'exploitation se continue ainsi tout autour du tronc en laissant entre les cares des espaces qui puissent permettre à la végétation de se faire, et sur lesquels on peut aussi au besoin revenir plus tard. Il arrive aussi souvent que les résiniers, dans un but de spéculation, taillent les arbres à mort, c'est-à-dire de manière à obtenir une quantité plus considérable de résine qui les épuise et les fait dépérir.

Le travail de la pique se fait à l'aide de deux instruments : le *pitey* et le *hacherot* ou *hapchol*. Le pitey est une perche de pin d'une hauteur de 4 à 5 mètres de dix à douze centimètres de circonférence, pointue au sommet, fourchue au pied, sur les côtés de laquelle sont laissées des saillies ou formées des entailles en formes d'échelons qu'on appelle *clotèges*.

Le pitey est l'échelle dont le résinier se sert pour pratiquer, au moyen du hacherot, les piques aux troncs des pins, à la hauteur qu'il convient.

Ces instruments, aussi légers et aussi peu embarrassants que possible, permettent au résinier de circuler dans les

forêts avec une rapidité et une adresse véritablemnnt éton-
nantes.

Un bon résinier peut exploiter dans l'année de 2,000 à
2,500 pins.

La résine qu'on retire du pin est de deux qualités : le
*barras* et la *gcmme*.

Celle-ci, appelée aussi résine vierge, s'écoule lentement
et par goutelettes transparentes qui ressemblent à autant de
petites perles (*gcmmæ*). Elle est la plus précieuse.

Le barras est opaque et blanc, reste collé à l'incision sous
forme de sucre candi et s'enlève à la fin de la saison.

Le berger landais mène une vie errante, constamment à
la suite de son troupeau. Ce n'est que pour renouveler ses
provisions que, de temps en temps, il rentre dans sa famille.
La nuit il se retire dans une de ces cabanes nommées *parcs*,
construites dans ce but, et dont les Landes, de distance en
distance, se trouvent parsemées.

Tous marchent élevés sur de longues échasses que rendent
nécessaires les bruyères et les marais qu'ils ont souvent à
traverser, la surveillance des troupeaux considérables qu'ils
ont à conduire et à défendre des attaques des loups. Ils
s'habituent dès leur enfance à ce genre de locomotion et y
acquièrent une telle habileté qu'ils courent aussi vite qu'un
bon cheval au trot et peuvent exécuter les mouvements les
plus variés, et se livrer à la danse et à la valse au son de leur
musette. Le long bâton qu'ils portent leur sert à la fois de
balancier quand ils marchent et de point d'appui quand ils
sont arrêtés et veulent se reposer. Lorsqu'ils sont arrêtés et
même lorsqu'ils marchent, ils tricotent des bas de laine de
la couleur de la brebis, et qu'ils ont eux-mêmes filée dans la
saison d'hiver.

Le bouvier mène, comme le berger, une vie errante et
toute contemplative. Couché sur la terre ou dans son char, il
dort à la belle étoile et ne voit aussi sa famille que par inter-

valles. Avec ses lourdes charrettes, qu'il appelle des *bros*, et dont les roues sont très-larges, pour qu'elles enfoncent moins dans les terrains humides et les sables mouvants, il va chercher au loin les objets nécessaires à sa consommation, ou vendre le surplus de ses récoltes.

Cette vie d'isolement lui inspire un attachement particulier pour ses bœufs. Il les aime comme l'Arabe du désert aime son cheval. Il ne mange jamais que lorsqu'ils sont pansés, et ne se livre au sommeil que lorsqu'ils sont couchés.

Les Landes offrent surtout aux chasseurs de grandes distractions. Partout le gibier abonde, et de toutes les espèces. Les loups et les renards s'y trouvent en grand nombre.

Il n'est pas rare d'y trouver des chevreuils, des laies et leurs marcassins et de beaux sangliers. A une époque encore récente des bandes de chevaux sauvages parcouraient les vallons. Les lièvres et les lapins y sont surtout nombreux, comme dans les forêts qui recouvrent les dunes.

Mais c'est surtout en gibier ailé et de toute nature que le pays abonde : sur le bord des rivières et des marais tous les oiseaux aquatiques. Dans les sables se trouvent des tortues.

Mais la chasse a aussi ses dangers et ses difficultés. Dans les dunes se trouvent des fondrières de sable dans lesquelles le chasseur est exposé à tomber.

Les forêts offrent aussi des fourrés tellement épais qu'on ne peut s'y enfoncer que la hache et la boussole à la main. Les villages sont rares. Peu de routes, et rien qui puisse fournir à l'aliment. Malheur à qui s'y perd. Il ne faut donc jamais s'aventurer sans un guide et des provisions. Ce qu'il y a pourtant le moins à redouter dans ces déserts, c'est l'homme, simple pourtant et bon comme la nature.

Mais éloignons-nous des forêts. Nous n'entendrons bientôt plus le coup sec du résinier ; faisant aux pins alignés comme des soldats prussiens des entailles profondes, pour recueillir leurs larmes. Ils savent, ces rusés paysans, que chaque arbre qu'ils mutilent de la sorte leur rapporte en moyenne plus d'un franc par an.

Il n'est pas si exact de dire que toujours dans les grandes forêts de pins, dans la saison d'hiver, on éprouve plus qu'ailleurs une douce chaleur, un bien-être sensible. Il faut bien, dans cette saison, tenir un peu compte de l'humidité qui y règne.

Si c'est un avantage, tâchons de trouver d'autres lieux, des plages plus riantes que celles d'Arcachon qui, sans être entièrement privées de ce petit avantage, en possèdent beaucoup d'autres aussi qui ne se trouvent pas ici.

Voyons donc avant tout ce que c'est que Royan.

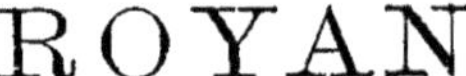

# ROYAN

# ROYAN

## CHAPITRE PREMIER.

*Situation de Royan.* — Historique. — Ausonne. — Saint-Surin, lieu de sa résidence. — Guerre religieuse. — Epoque de la Révolution. — Chute du premier Empire. — Epoque de la Restauration. — Epoque actuelle.

*Conches de Royan* : 1º Grande conche, dispositions, commodités, sûreté, agréments, distractions qu'elle présente aux diverses heures de la journée. — 2º Conche de Foncillon ou des Dames. — 3º Conche du Chai. — 4º Pontaillac. — 5º Autres conches en aval. — Le Bureau. — Terre Nègre, etc. — 6º La Grande-Côte. — 7º Couches en amont. — Saint-Georges de Didonne. — Susac. — Conches de Mêches. — Des Vernes. — Des Nones. — Piscines en plein air. — Bains de mer bromo-iodurés. — 9º Bains de sable des Dunes. — 10º Etablissement d'hydrothérapie du Casino. — Indications thérapeutiques particulières à chacune de ces stations.

« Ville naissante et coquette, » Royan se trouve placé à la fois aux bords de l'Océan et à l'embouchure du plus beau fleuve de France, la Gironde.

Son histoire ancienne serait certainement curieuse et intéressante à rapporter dans tous ses détails ; mais mon but étant de m'occuper surtout de la ville moderne, de Royan-les-Bains, je ne donnerai sur son origine qu'un aperçu rapide.

Voici ce qu'on en dit :

« De tout temps, Royan parut, sous tous les rapports, une position agréable et avantageuse. Dès le temps de la domination romaine, lorsque Saintes, autant par considération de la richesse de la contrée, que par l'admiration des vainqueurs pour le courage de ses habitants, fut déclarée par Jules César ville libre et capitale des Sentons, une grande voie stratégique fut aussitôt dirigée sur les bords de l'Océan à Royan qui portait alors le nom de *Novioregum*.

« Comme séjour d'agrément, les dominateurs s'y installaient aussi pendant la saison d'été et y construisirent, comme dans plusieurs autres endroits sur la rive droite de la Gironde, un établissement de bains dont on retrouve encore, malgré le vandalisme qui les a en grande partie détruits, de curieux vestiges.

« Tibulle, officier et poëte romain, y chanta Messala et sa Délié absente. »

Ansonne, alors préfet des Gaules, possédait aussi aux environs, entre Mortagne et Talmont qui est assurément un des beaux lieux de France, près de l'endroit occupé maintenant par le bourg de Saint-Seurin, une habitation du nom de *Nabarus*, qui d'après quelques-uns est aujourd'hui *Barabc*, et plus probablement cette charmante retraite, dans une situation plus belle et plus pittoresque, qui forme maintenant le château de Saint-Seurin autour duquel se trouvent en plus grande quantité les plus précieux débris : des sarcophages en pierre, des restes d'anciens bains, des fragments épars de tuiles et de marbre, des pièces de monnaie, de belles mosaïques, de précieuses médailles ; les traces plus évidentes enfin qu'en aucun autre endroit d'une grande voie romaine.

C'est bien là, selon nous, que, loin des soucis politiques, heureux dans sa demeure et jouissant en liberté des douceurs de l'étude et des charmes de la campagne, le poëte bordelais, inspiré en même temps à la vue de la mer, écrivit presque tous ses poëmes.

« La Saintonge étant successivement passée de la domination romaine à celle des Visigoths, puis à celle des Francs et enfin des Anglais, Royan n'en continua pas moins à être gouverné par un comte particulier. En 1222, cette ville fut cédée par Philippe-Auguste à Hugues de Lusignan, et devint plus tard une dépendance de la puissante Sirerie de Pons.

«En 1568, une grande partie de ses habitants ayant embrassé le parti de la Réforme, les Protestants, dirigés par La Noue, en 1574, s'emparèrent de la place, laquelle, après une période remarquable par différents événements, eut encore à soutenir, en 1622, un siége d'une semaine, contre l'armée de Louis XIII, commandée par un gentilhomme de Picardie nommé Drouet. Le capitaine Favas tenait la mer avec la flotte de la Rochelle. Après la capitulation de la ville, il occupa la tour de Cordouar, et mit à contribution toute la côte de Saintonge, mais réduit bientôt, faute de vivres, à renoncer à la résistance, il abandonna la place aux troupes du roi, qui se trouva ainsi en possession, sur l'Océan, d'un nouveau poste stratégique important.

« A la Révolution, Royan devint chef-lieu de canton, et la Convention ordonna d'y faire construire un fort dont les Anglais s'emparèrent en 1814.

«L'année suivante, lorsque Napoléon, vaincu par l'Europe coalisée, s'embarqua à l'île d'Aix pour se rendre en Angleterre, se confiant ainsi à la générosité de ses ennemis, son frère Joseph vint chercher un refuge à Royan, et de là passa de l'autre côté de l'Atlantique, sur un vaisseau américain.

« Ce n'est guère enfin que vers le milieu de la Restauration que Royan commença à devenir ville de bains. Quelques étrangers y étant venus par hasard et s'y étant baignés, répandirent partout qu'un site charmant était découvert et qu'il remplissait toutes les conditions d'une station balnéaire. Bientôt la foule des baigneurs fit irruption, et leur nombre grossissant chaque année, à la place de pauvres cabanes, de chétives habitations, s'élevèrent rapidement de charmantes demeures et de superbes constructions. »

Boulevards spacieux et ombragés de beaux arbres, rues larges et bien pavées, éclairage au gaz, navigation à vapeur, commerce et industrie, écoles et imprimerie, tout se succède en peu d'années, grâce à une administration habile et au zèle empressé de savants ingénieurs dans cette nouvelle cité, où se rendent déjà, à chaque saison des bains, plus de 50,000 étrangers, à laquelle la construction de nouveaux édifices, l'établissement en projet d'un port considérable, et celui plus prochain d'une voie ferrée ne peuvent manquer encore d'apporter un surcroît immense de prospérité et de civilisation.

Voilà Royan ancien, ce qu'il est aujourd'hui, ce qu'il doit être un jour.

C'est de Royan qu'on peut dire sans en forcer les termes, et qu'on peut mettre en vers :

> Olim vicus erat, nunc pulchra est civitas et mox
> Tutus portus erit venti vi navibus actis ;
> Balnea quæ nullis sunt inferiora marinis.
> Hic maris est initus sunt, ostia lata Garumnæ,
> Solaque Burdigalæ via ad ultima littora terræ,
> Qua magna exercent variæ commercia gentes.

> Royan ne fut d'abord qu'une pauvre bourgade ;
> Il est dès à présent une belle cité,
> Un port où les vaisseaux seront en sûreté.
> Bains de mer qui n'ont point leurs pareils dans le monde,
> Où l'Océan commence et finit la Gironde ;
> Seul chemin de Bordeaux aux bouts de l'univers
> Qu'emploient, pour leur trafic, tous les peuples divers.

C'est le pays natal de E. Pelletan.

La demeure choisie de l'érudit..., trop pressé de produire, trop occupé surtout des choses politiques et de la religion de laquelle pourtant, sous plusieurs rapports, il lui conviendrait de parler moins encore qu'à tout autre ! ! ! Ecrivain distingué ! ! mais qui préfère encore aux titres académiques l'admiration de certains journalistes et d'un certain public... Dont le style prétentieux à la Victor Hugo... Victor Hugo vieilli... n'est pas toujours compris de tous ceux qui le lisent ; mais où perce partout, on ne sait trop pourquoi, une haine infernale pour le catholicisme, auquel, enfant ingrat, grâce aux soins généreux d'un digne ecclésiastique et d'une femme pieuse, il doit bien néanmoins toute la science qu'il a.

Excellente nature... qui sous ce rapport cependant ne serait pas trop fâchée d'une révolution complète,

> Pourvu qu'en son réduit, parfois sur la falaise,
> On puisse, sans danger, contempler à son aise
> La mer, tantôt paisible et tantôt en fureur ;
> Vivre l'ami des Muses et cultiver ses fleurs.
> . . . . . . . Dum procul discordibus armis
> El Musis sit amans floribus atque mari...

Rivaux en toutes choses, Arcachon eut Joncqua, Royan a son X.,.

Aux pieds de la ville se déploie gracieusement, en forme d'hémicycle, la Grande-Conche partout semée d'un sable fin, et d'une étendue de près de 4 kilomètres.

D'une profondeur de plus de 200 mètres, et doucement inclinée du côté de la mer, de manière à rendre pour les personnes qui ne savent pas nager et même pour les enfants tout danger impossible, cette Conche permet aussi à tous ceux qui veulent se livrer à cet exercice de le faire avec sécurité.

Du côté opposé à la ville et au port, elle se trouve bordée d'une ceinture de pins et de monticules sablonneux où croissent toutes sortes de plantes odorantes et où la lame vient aussi expirer doucement.

Abritée de la sorte, la Grande-Conche toute seule permet déjà des bains d'une force en rapport avec tous les besoins et n'a pas sa pareille dans toutes les stations balnéraires de France.

Quel spectacle à toute heure du jour que cette fourmilière bigarrée de promeneurs qui, dès l'aube, se répand sur les falaises et la plage, et quand le soleil est trop vif reste à l'abri des tentes pour causer, travailler et y respirer l'air si pur et si tonique de la mer; contempler, dans l'extase, les splendeurs de l'Océan, assister en rêvant aux luttes éternelles de la vague écumante avec les rochers déchiquetés de la côte; participer aux pêches, parfois très-abondantes, qui se font dans cette vaste baie, et jouir des mouvements si curieux des navires qui se croisent en tous sens dans les passes du fleuve.

A l'heure des marées, ce n'est pas un spectacle qui soit aussi moins gai de voir les baigneurs de tout âge, de tout sexe, de toutes conditions, en costumes bizarres, de toutes les couleurs, se plonger dans les flots en foule et pêle mêlé. Les plus timides n'osent le plus souvent que se rouler sur le bord dans l'eau devenue tiède sur le sable brûlant. Les autres avec courage s'exposent aux efforts de la lame ou s'élancent au large, lorsqu'ils sont bons nageurs. C'est pour tous un plaisir d'assister en curieux aux danses singulières, aux mouvements cadencés qu'exécutent, en chantant, ces essaims de naïades, d'entendre les cris joyeux et quelquefois plaintifs des enfants ou des femmes sensibles et délicates que la vague renverse ou que des accidents qui ne peuvent, ici, être que très-risibles, surprennent quelquefois.

Dès que la mer se retire, c'est alors que l'on voit se précipiter aussi la foule des enfants pour rechercher partout sur le rivage ces coquillages aux couleurs si variées et si vives que le flot y dépose.

Voilà donc la Grande-Conche, rivale toute seule de tous les bains de mer. Mais là ne se bornent pas les richesses balnéaires de cette station. Royan possède encore :

La Conche de Foncillon, dite autrefois des Dames, parce que seules elles avaient le privilége de s'y établir et de s'y baigner. Mais aujourd'hui Foncillon, comme toutes les autres Conches, est laissée au service des messieurs aussi bien que des dames, sans que personne songe à y trouver du mal.

La vague est ici plus forte qu'à la Grande-Conche, quoique

moins agitée qu'au Chai, à Pontaillac, et aux, autres stations plus loin sur l'Océan.

Un peu plus retirée, quoique exposée en plein à la vague du large, la Petite-Conche du Chay offre à l'isolement une grotte commode, un délicieux réduit.

« Veut-on l'agitation, le fouettement des lames, la toilette et le bruit, les douches maritimes dans toute leur vigueur, l'embarras de la foule et du monde élégant, en breack ou en voiture, moyennant 25 centimes, on est, en cinq minutes, rendu à Pontaillac. » Une plage assez vaste, encadrée de rochers, couverte d'un sable fin et uni comme l'ambre, où la mer en fureur des bouts de l'Océan, finit par expirer avec un bruit confus. C'est là le rendez-vous souvent peu réfléchi de toute la fashion française et étrangère !...

Plus loin que Pontaillac se trouvent encore les conches de Saint-Palais, du Bureau et de Terre-Nègre et la plage sans fin dite la Grande-Côte,

Auxquelles il faut encore ajouter comme dépendances de la station balnéaire de Royan du côté opposé, sur la Gironde, et dans des conditions tout à fait différentes :

La Conche de Saint-Georges de Didonne, faisant en quelque sorte suite à celle de Royan, et presque aussi vaste et aussi belle qu'elle.

Les Conches de Mêchers, des Vergnes et des Nones, situées plus haut sur la rivière ; mais que le chemin de fer, en cours d'exécution, rapprochera beaucoup.

Comme complément enfin de toutes ces ressouces, les piscines en plein air à Pontaillac, dont nous parlerons plus loin.

Et dans l'intérieur de Royan :

L'établissement hydrothérapique, tout incomplet qu'il est, situé dans le jardin du Casino.

Les bains de sable des Dunes dont nous parlerons aussi.

Richesses infinies qu'on ne peut rencontrer réunies nulle autre part ailleurs, qui, comme les différentes sources qu'on trouve dans quelques établissements thermaux, ont chacune sa spécialité, et répondent, comme nous le dirons aussi, à des indications thérapeutiques parfaitement distinctes.

Par une erreur, en effet, qu'on ne peut que regretter, presque tous les malades, et avec eux plusieurs médecins, pensent encore aujourd'hui que toute la médication maritime doit consister dans la balnéation à la côte et que l'eau de mer ayant partout la même action médicale, il doit être à peu près indifférent pour les baigneurs de choisir, à leur goût, la plage qui leur convient.

Mais, de même que tous les procédés hydrothérapiques ne sont pas également applicables à tous les cas, les bains de mer qui eux-mêmes ne sont qu'un de ces moyens et le plus énergique de tous, sont de même susceptibles d'une foule de procédés qui présentent dans leur administration des indications infiniment variables.

# CHAPITRE II.

*Choix de la plage.* — Choix de la station. — Ressources que présente Royan, d'une manière générale. — Distinctions à établir entre ses différents établissements.

*Considérations générales sur les effets des bains de mer.* — Température. — Densité. — Agitation. — Erreur à ce sujet des baigneurs et des médecins. — Gradation ménagée que présentent les différentes conches de Royan. — Objections faites aux bains de mer de Royan. — Réfutations. — Possibilité d'ajouter au moyen des piscines aux principes de l'eau de mer. — Bains bromo-iodurés.

*Action de l'atmosphère maritime.* — Nécessité d'un établissement à inhalation. — Transfert nécessaire de l'établissement hydrothérapique du Casino. — Où il serait mieux placé. — Impression première produite par l'eau de mer. — Sédation. —

*Effet du bain de mer froid prolongé.* — Irritation. — Action résolutive, tonique, dépurative et reconstituante, suivant le mode d'administration.

Comme on l'a dit souvent, comme nous l'avons répété, nous aussi, dans bien des occasions, il n'est nullement indifférent d'envoyer les malades aux bains de mer de la Méditerranée ou de l'Océan, sur les côtes de la Normandie ou de la Bretagne, à Biaritz, à Arcachon ou à Royan.

Le choix de la plage et de la station, loin de ne dépendre jamais que du caprice et de la mode, doit toujours être soumis aux caractères de la maladie et aux conditions d'organisation des personnes atteintes.

Trop heureuses les stations assez privilégiées, comme celle de Royan, pour répondre à peu près, sans trop d'inconvénients, à toutes les conditions.

Ici encore les effets à obtenir ne seront pas les mêmes aux bains chauds et salés de l'établissement hydrothérapique du Casino, à la Grande-Conche, à celle de Foncillon, à la Tour-du-Chai, à Pontaillac, ou à la Grande Côte.

L'établissement des piscines en plein air, exposées au soleil, et creusées dans le rocher, au pied de la falaise, comme j'en ai fait construire déjà quelques-unes à Pontaillac, sur lesquelles je me propose, dans cette notice, des détails particuliers, constitue aussi pour notre station maritime (la seule ou à peu près où ces sortes de baignoires puissent être établies d'une manière commode), un moyen tout nouveau et aussi agréable que vraiment efficace.

L'eau de mer agit par ses propriétés physiques et chimiques, c'est-à-dire par sa température, ses mouvements et les principes minéraux qu'elle renferme. Or la température de l'eau étant en rapport avec sa densité, et celle-ci étant due elle-même à la plus ou moins grande quantité de sels qu'elle tient en dissolution, il en résulte que l'action des bains de mer doit dépendre tout à la fois de l'agitation de l'eau et de sa composition chimique.

Et à ce double point de vue, les plages de Royan présentent sur toutes les autres stations maritimes des avantages incontestables, et qu'elles seules peuvent en quelque sorte permettre, par leur disposition, de varier et d'augmenter à volonté.

Quant à l'agitation de la mer, il est d'expérience, en effet, que chaque année, parmi les personnes qui vont aux bains de mer, et pour lesquelles même ces bains sont parfaitement indiqués, il en est un grand nombre qui, dans le commencement, ne peuvent les supporter ou ne s'y habituent que très-difficilement, à cause du manque de précautions qu'elles mettent dans leur administration.

C'est là ce qu'on observe tous les jours, et il faut l'avouer aussi, il n'y a pas seulement de la faute des baigneurs qui, pensant que ces sortes de bains ne peuvent être nuisibles et valent d'autant mieux que la vague est plus forte, s'y jettent aveuglément ; mais aussi de celle des médecins qui, sans avoir étudié les effets de ces eaux, les leur conseillant aussi énergiques que possible, envoient ainsi le plus souvent des personnes faibles et délicates, douées d'une très-grande susceptibilité nerveuse, qui, au début, pourraient supporter tout au plus l'action d'une eau salée très-calme, se jeter sous les vagues d'une mer agitée, sans aucune précaution. Il en résulte que, pour le plus grand nombre, ces bains sont très-mal supportés, ou qu'étant trop répétés ou prolongés trop longtemps, ils ne produisent que des effets le plus souvent nuisibles.

Les divers degrés d'agitation de la mer et sa température, variable selon l'état de l'atmosphère, depuis les simples ondulations jusqu'aux vagues les plus fortes, représentent donc, comme les différentes sources dans quelques stations thermales, la série graduelle des procédés hydrothérapiques.

De même, en effet, que les lotions froides le long du rachis ont une action moins puissante que les douches, que, parmi celles-ci, les douches tempérées le cèdent de beaucoup à celles qui sont froides, aux douches écossaises en pluie ou à piston, et qu'il est souvent indispensable de débuter dans le traitement par des bains faibles et tempérés et de passer ainsi par degrés, des douches les plus faibles aux douches les plus fortes ; de même, à la mer, les percussions modérées doivent le plus souvent précéder les plus violentes secousses.

؛Outre les autres avantages que possède Royan sur toutes les autres localités, grâce à la disposition de ses côtes et des baignoires en plein air dont nous les avons pourvues, c'est là une gradation qu'on peut, dans tous les temps, obtenir comme on veut.

Sur ces plages couvertes d'un sable si solide et si fin, interceptées comme à dessein, par des saillies de rochers qui ajoutent tant à leur aspect pittoresque. ces grandes et brusques variations de température si fréquentes sur les côtes de la Bretagne et de la Manche se font moins fréquemment et moins fortement sentir, et la mer, grâce à cette exposition différente des anses, qui découpent en festons le littoral par un contraste heureux, présente aux mêmes heures de la journée, à des distances très-peu considérables, plusieurs degrés dans son agitation.

Tandis qu'à la Grande-Conche, abritée par la ville, les rochers et la jetée du port, contre les vents d'Ouest et de Nord-Ouest, les plus violents qui règnent sur nos côtes, les mouvements de l'eau sont toujours modérés, de sorte que les baigneurs n'y reçoivent qu'une lame relativement très-faible, à Pontillac et à la Grande-Côte, c'est, au contraire, la vague dans toute son énergie, avec ses secousses, ses percussions et ses chocs les plus rudes.

Entre ces deux extrêmes, on trouve des degrés intermédiaires sur les Conches du Chai et de Foncillon.

« L'espèce de petite ondulation médicinale qu'on appelle la « lame, dit M. M.-C. James, est ce qu'il y a de plus diffi- « cile à rencontrer.... » Il ne connaissait pas Royan et sa Grande-Conche où elle est en quelque sorte à l'état de repos permanent... Nulle part il n'existait encore de piscines en plein air....

En résumé : de la Grande-Conche à Pontaillac et à peu de distance à la couche si pittoresque du Bureau et jusqu'à la Grande-Côte, qui, sous aucun rapport, n'a rien à envier à la plage des Basques, à Biaritz, se trouvent échelonnées toutes les variétés désirables dans les divers degrés d'agitation de la mer.

On dirait, dit M. Gigot-Suart, médecin consultant à Royan, avant d'aller à Cauterets, et que la localité doit regretter pour le bien qu'il aurait pu y faire, on « dirait que la ᴌature a véri-« tablement voulu créer à Royan un vaste établissement d'hy-« drothérapie maritime, où l'on puisse graduer à volonté l'ac-« tion médicale de la mer. » Ainsi le reproche banal que, dans une intention facile à pénétrer, on adresse aux bains de la Grande Conche de Royan de n'être pas assez violents et de n'offrir que des bains d'eau mitigée avec les eaux de la Gironde, n'est donc qu'un reproche adressé mal à propos à un des plus grands avantages que Royan seul possède.

Richesses méconnues ou déguisées à dessein, qui, avec quelques autres modifications apportées au système des bains sous les divers rapports de l'agitation de la température et de la composition de l'eau, qu'on peut, dans certains cas, modifier si l'on veut par l'addition de certains éléments contenus dans des plantes qui se trouvent à portée, doivent forcément, de Royan, rendu plus accessible, faire une des stations maritimes les plus importantes et les plus agréables de France.

D'accord donc, si l'on veut que, sous le rapport de sa composition et du degré de salure de la mer, l'eau soit moins active à Mèches et à Saint-Georges que dans la Grande-Conche de Royan, ici qu'à Foncillon, celle-ci plus faible encore qu'au Chai et à Pontaillac, et finalement à la Grande-Côte ; mais c'est là précisément cette différence sensible, cette gradation ménagée, si difficile à trouver, si on l'apprécie bien, qui constitue pour Royan un avantage qu'on ne peut retrouver nulle part.

Dans un grand nombre de cas, il résulte de la trop grande richesse de l'eau de mer en principes salins, et de son agitation trop forte, une stimulation trop active qui oblige à en suspendre l'emploi, inconvénient dont l'eau de la Grande-Conche se trouve exempte, et qui la rend tout à fait spéciale pour certains tempéraments et certaines affections.

Dans toutes les circonstances, Royan, au moyen de ses piscines en plein air, ne possède-t-il pas un moyen facile de concentrer, au besoin, les principes salins de l'eau de mer et de lui en ajouter de nouveaux en y laissant macérer sous l'action du soleil, d'une marée à l'autre, comme calmant, résolutif et reconstituant, le détritus des plantes marines dont les rochers sont couverts et principalement du fucus vesiculosus qui contient à un état de combinaison plus parfait qu'aucun des procédés de la science ne pourrait le faire, les bromures et l'iode, ces agents si précieux de la médecine de nos jours.

L'action des particules salines sur l'enveloppe cutanée, pas plus que leur absorption à l'intérieur, quoique mise en doute par quelques auteurs, ne saurait être contestée. Les excrétions de toute nature qui suivent l'immersion dans l'eau de mer, et le goût salin que ressentent dans la bouche la plupart des baigneurs, ne laissent prise à aucune discussion et portent avec eux une démonstration plus convaincante que toutes les explications théoriques.

Ainsi donc la pénétration de ces sels de l'extérieur dans la profondeur de nos tissus y exerce une influence tonique et vivifiante incontestable ; mais, de toutes les voies d'absorption, celle qui apporte aux organes le plus de principes salins, c'est assurément la surface muqueuse rerpiratoire, et c'est aussi ce qui explique les influences si salutaires pour certaines affections des organes respiratoires à leur début, de l'atmosphère maritime chargée de ces particules salines, provenant soit de la sublimation des sels, soit de l'évaporation de ces molécules soulevées par les vagues et entraînées par les vents.

Il ne faudrait pas plus que ces effets bien constatés pour

imposer la nécessité de créer à Royan, comme il en existe dans tous les établissements de bains de mer aujourd'hui, des appareils à inhalation, complément obligé de tous les procédés d'hydrothérapie.

Ce serait l'occasion de transporter ailleurs, dans des proportions plus convenables, l'établissement d'hydrothérapie si mesquin qui existe dans le jardin du Casino, qui, sous tous les rapports, n'y est pas à sa place. Quelques-unes des vastes maisons qui font face à la mer, sur le boulevard de Foncillon, où quelques-uns des emplacements à vendre qui s'y trouvent pourraient offrir à quelques spéculateurs intelligents ou à une société locale les moyens d'y créer des constructions de ce genre, complètes et très-avantageuses.

L'impression brusque du froid, occasionnée par l'application de l'eau à la surface des corps, émousse, chez certains sujets, la sensibilité de la peau et produit sur le système nerveux un effet sédatif d'autant plus prononcé, que l'application de l'eau a été plus prolongée. Les vaisseaux de la peau sont en quelque sorte effacés, d'où la pâleur des tissus et l'abaissement de la température, et c'est par l'effet de cette soustraction de calorique qu'a lieu la sédation. Cette action, portée trop loin, donne aussi bien souvent lieu à une perturbation trop violente, qui détermine un véritable état fébrile qui oblige d'y renoncer.

D'après ces effets si variés, il est donc permis de comprendre toutes les ressources qu'on peut retirer des applications méthodiquement combinées de l'eau de mer, comme médication résolutive, tonique, dépurative et reconstituante.

L'eau de mer pouvant agir tout à la fois comme agent hydrothérapique et minéralisateur, il n'est guère d'indications thérapeutiques qu'elle ne fût en état de remplir, si son emploi était toujours soumis à de sages préceptes.

Mieux que toutes les autres stations, Royan, avec ses immenses ressources, pourrait répondre à ces besoins, que nous nous donnerons bien garde, cependant, d'étendre aussi loin qu'on le fait d'ordinaire.

---

## CHAPITRE III.

*Maladies susceptibles d'être traitées à Royan :* 1° Scrofules et lymphatisme. — Maisons de santé à établir pour les enfants, à Pontaillac ou à Royan. — 2° Tumeurs glandulaires. — 3° Abcès, fistules et ulcères scrofuleux. — 4° Maladies des os et des articulations. — 5° Ophthalmies scrofuleuses, ozène, écoulements muqueux par les narines et par les oreilles. — 6° Chloro-anémie. Réserves à garder. — 7° Maladies utérines. Réserves à garder. — 8° Métrorrhagies. — Précautions dans l'emploi des bains de mer. — 9° Menstruation irrégulière ou nulle. — 10° Hystérie symptomatique. — 11° Disposition aux fausses conches. — 12° Stérilité et impuissance virile. — 13° Age critique. — 14° Flux muqueux, — Leucorrhée. — Flux gonorrhéique. — Spermatorrhée. — 15° Faiblesse générale.

Pour nous donc, la thérapeutique à Royan, comme celle des bains de mer en général, doit se borner aux cas suivants :

### LYMPHATISME ET SCROFULES.

Le lymphatisme, la scrofule, c'est là certainement le triomphe de l'hydrothérapie maritime, et si quelque part devaient être établies, avec avantage, des maisons de santé pour les enfants atteints de ces vices constitutionnels, convenons qu'avec les agréments et les ressources que présentent Royan et ses environs, l'orientation de ses habitations, les émanations balsamiques des produits végétaux qui recouvrent ses plages, des forêts de pins que ne viennent affaiblir et détruire, comme dans tant d'autres endroits, aucuns miasmes délétères, il n'est point de position maritime qu'il fût plus convenable de choisir pour de tels établissements que le haut des falaises dont la côte est bordée. Dans notre conviction des bons effets à obtenir, nous n'hésiterions pas à conseiller à

certaines maisons d'éducation, comme le collége de Rochefort ou l'Institution diocésaine de Pons, lorsque ces villes
seront reliées à Royan par des chemins de fer, d'y établir des
succursales pour les jeunes élèves d'une santé délicate.

Quant à l'emploi des eaux pour ces constitutions, c'est là
le cas d'administrer à l'extérieur, hardiment et d'emblée, les
bains de mer dans toute leur énergie. C'est pour elles aussi
que doivent avoir au début les meilleurs effets les douches,
les inhalations d'eau de mer pulvérisée, et les bains de piscines en plein air, avec addition de plantes maritimes iodées
à l'état de trituration.

Les principes minéralisateurs de l'eau absorbée par ces
bains et ces inhalations contribueraient puissamment à modifier l'organisme.

Pour une telle résidence et un tel traitement, Pontaillac
offre des moyens d'installation que, dans tout autre endroit,
on chercherait en vain.

### TUMEURS GLANDULAIRES.

Ces tumeurs se rencontrent ordinairement chez les sujets
scrofuleux, au cou, aux aisselles et aux aines. Pour peu qu'elles
présentent quelques symptômes d'acuité, caractérisés par
un peu de rougeur, de douleur produite par la pression, il faut
éviter les vagues trop fortes, dans la crainte d'y déterminer
de la suppuration. Ce sera le cas de commencer encore le traitement par les bains de piscines bromo-iodurées, et ceux de
la Grande-Conche. Si, au contraire, ces tumeurs forment des
engorgements d'une consistance solide, insensibles à la pression, les percussions de la vague ne peuvent qu'exercer sur
elles une action salutaire :ce et sera le cas de recourir à Pontaillac et à la Grande-Côte.

Les douches en arrosoir, à jeu très-fin et à basse pression,
activeront aussi la résolution de ces engorgements.

ABCÈS, FISTULES ET ULCÈRES DE NATURE SCROFULEUSE.

C'est avec les mêmes précautions que devront être dirigées les applications extérieures de l'eau de mer contre ces manifestations des scrofules.

Les bains de piscines bromo-iodurés devront nécessairement précéder les bains de la Grande-Conche et ceux de Pontaillac, ainsi que l'emploi des douches.

MALADIES DES OS ET DES ARTICULATIONS.

Un traitement maritime, conduit avec méthode, sera toujours plus efficace qu'aucun traitement thermal contre les maladies des os et des articulations liées à un état scrofuleux; mais, ici encore, les bains de piscines trouvent avant tous les autres modes d'application de l'eau de mer, leur principale indication.

OPHTHALMIES SCROFULEUSES, OZÈNE, ÉCOULEMENTS MUQUEUX
PAR LES NARINES ET LES OREILLES.

Il suffit, le plus souvent, des lotions et des applications locales de l'eau de mer pour modifier avantageusement les muqueuses et en tarir les sécrétions ; mais l'amélioration deviendra encore bien plus rapide et plus durable, par suite des bains généraux bromo-iodurés et les inhalations d'eau de mer pulvérisée.

CHLORO-ANÉMIE.

Beaucoup de jeunes filles et de femmes chlorotiques ne peuvent supporter, sans une pénible sensation, les premiers bains de mer, à cause de l'impression brusque que le froid leur fait éprouver.

La réaction, chez elles d'ailleurs, est toujours difficile, et il y a souvent nécessité d'aider à son développement par des frictions sur le corps et l'ingestion d'un peu de liqueur ou d'un vin généreux.

C'est pour ces personnes surtout que les bains de piscines réchauffés au soleil sont, au début du traitement, des plus indispensables, avant de recourir à ceux de la Grande-Conche ou de Foncillon, qui doivent toujours précéder ceux de Pontaillac, dont on ne fera usage que lorsque la tolérance sera bien établie.

La chlorose et l'anémie sont sans doute de ces affections dans lesquelles les douches en pluie chaude d'abord, et mitigées ensuite, et associées aux bains de mer, réussissent assez communément, lorsque la chlorose se lie à un état lymphatique; mais qui, dans d'autres conditions, le cèdent beaucoup à l'action combinée du fer et des eaux minérales.

### MALADIES DE MATRICE.

Les jeunes filles ou les femmes atteintes d'affections de la matrice supportent, en général, bien moins encore, au début de leur traitement, l'impression du froid et les fortes secousses de la vague. Les symptômes nerveux auxquels elles sont en proie exigent, plus qu'en toute autre circonstance encore, l'usage graduel et raisonné de l'hydrothérapie maritime. C'est donc pour ces malades qu'il deviendra indispensable de commencer, à Royan, le traitement par l'emploi des bains de piscines, et qu'il sera prudent de n'en jamais pousser l'action plus loin que les bains de la Grande-Conche.

Les bains de mer qui, méthodiquement employés, sont reconnus aujourd'hui comme un des moyens préservatifs et curatifs les plus efficaces des affections utérines, lorsque ces affections se lient à un principe purement scrofuleux et ne s'accompagnent pas de symptômes aigus, n'auraient pour résultat, au contraire, que de les faire naître et de les aggraver, si les mouvements de la mer étaient trop violents. Peut-être même, selon nous, serait-il plus prudent, dans ces conditions, de recourir au traitement thermal dans un des établissements reconnus spéciaux pour ces sortes de maladies, tels que Néris, Ussat et Saint-Sauveur, etc.

HÉMORRHAGIES UTÉRINES.

Les bains de mer sont d'un effet presque constamment avantageux pour les femmes et les jeunes filles épuisées par des pertes excessives ou l'habitude d'une menstration surabondante, pourvu que ces accidents ne soient par la conséquence d'une débilité trop générale.

Les bains doivent toujours, dans ces cas, être de peu de durée, pris dans une mer très-calme et être secondés par une médication et une alimentation toniques. Mais il est peu de stations où la mer soit dans ces conditions et où les bains puissent à volonté se prendre sans secousses.

Cet état de la mer ne peut guère se trouver d'ordinaire que dans le bassin d'Arcachon, à Saint-Georges, ou dans les points les plus retirés de la Grande-Conche de Royan.

Et c'est encore le cas de débuter prudemment par les bains de piscines en plein air chauffées par le soleil. De cette manière, les femmes atteintes d'hémorrhagie utérine pourront, en les graduant, prendre des bains salutaires et sans interruption.

Combien de fois n'avons-nous pas vu des dames, venues à Royan, pour des pertes utérines abondantes et continues, allant d'emblée aux bains de Pontaillac, avoir des accidents plus prononcés encore !...

D'une manière générale, dans les pertes utérines, les secousses des vagues peuvent donc occasionner de très-graves dangers, et les femmes qui devront sûrement se mettre à l'abri de ces accidents devront s'abstenir de se baigner, même à la Grande-Conche, aux temps où les marées leur sembleraient trop fortes.

Tous les procédés hydrothérapiques consisteront en douches en arrosoir, en bains de siége à eau courante et en douches ascendantes, ou plutôt en simples arrosions, sont susceptibles ici d'avoir de bons effets ; mais ces moyens le céderont toujours aux bains de piscines, attiédis par la chaleur du soleil.

### MENSTRUATION DOULOUREUSE, IRRÉGULIÈRE OU NULLE.

Lorsque ces troubles de la menstruation sont sous la dépendance d'un appauvrissement de sang, le traitement à leur appliquer est positivement celui de la chloro-anémie, avec plus de précautions encore.

Mais s'ils dépendent, au contraire, d'une trop grande susceptibilité nerveuse ou d'un état de congestion de la matrice, l'hydrothérapie maritime ne leur convient en aucune manière.

### HYSTÉRIE

Ce n'est encore que par des procédés bien ménagés par les bains de piscines tièdes et bromurés, les douches en bruines, et tout au plus les bains à la Grande-Conche, par les temps les plus calmes, que pour cette affection, comme pour la plupart des névralgies, on peut essayer le traitement maritime, duquel, pour ma part cependant, j'avoue sincèrement n'avoir jamais obtenu de succès bien marqués, et que je crois le céder de beaucoup à l'action des eaux minérales d'Ussat, de Saint-Sauveur et de Néris.

### DISPOSITIONS AUX FAUSSES COUCHES.

Lorsque cette disposition, chez les femmes, dépend d'une maladie de la matrice ou d'une susceptibilité nerveuse trop prononcée, elles ne sauraient user des bains de mer avec trop de prudence. Souvent même, ils doivent leur être interdits d'une manière tout à fait absolue. Ce n'est donc que lorsque cette disposition se rattache à une faiblesse générale de l'organisme qu'on peut lui appliquer l'usage des bains de mer d'une certaine énergie. C'est encore pour nous le cas de commencer le traitement par les bains de piscines bromo-iodurés.

Pour moi, après tous les accidents que j'ai vus résulter de l'action stimulante des bains de mer à toutes les époques de la grossesse, le plus sage certainement est de s'en abstenir.

Bien plus, les bains simples que, depuis quelques années, les médecins de ville prescrivent dans la grossesse, comme moyen hygiénique propre à en régulariser la marche et en faciliter l'issue ne sont pas, dans bien des cas, sans donner lieu à de graves accidents. On ne se persuade pas assez, à notre avis, que la gestation n'est pas une maladie, mais un état tout physiologique et qu'à moins de circonstances particulières, ou de maladies survenues pendant sa durée, lorsque la marche paraît en être régulière, ce qu'il y a de plus sage, c'est de s'abstenir de toute espèce de traitement.

### STÉRILITÉ ET IMPUISSANCE VIRILE.

Lorsque la stérilité n'est pas le résultat de vices de conformation, d'altérations organiques ou des progrès de l'âge, et qu'elle ne dépend que d'un état morbide accidentel de l'utérus ou d'un affaiblissement général de l'organisme, les bains de mer ont contre elle en général une efficacité bien constatée. Mais, lorsque la stérilité est accompagnée d'une maladie avec caractères aigus et d'une susceptibilité nerveuse très-prononcée, les femmes ne sauraient, avec trop de prudence, user de ce moyen. C'est alors une nécessité pour elles de recourir auparavant à la série graduelle des bains tièdes, aux bains de piscine, aux douches chaudes en arrosoir avant d'en venir aux bains de la Grande-Conche auxquels on fera souvent très-bien de s'en tenir.

C'est encore de l'acton tonique et reconstituante des bains de mer que des hommes adultes pâles et épuisés, et dont la virilité est en quelque sorte anéantie, doivent attendre plus sûrement le rétablissement de leurs facultés perdues. Les bains de piscines bromurés corrigeront l'état nerveux si indéfinissable que les malades dans cet état éprouvent d'ordinaire , en même temps que les douches générales , et plus tard les bains de mer achèveront la guérison,

## AGE CRITIQUE,

La cessation des règles donne lieu à des accidents qui varient suivant la constitution individuelle.

Chez les femmes à tempérament nerveux, ce sont les phénomènes spasmodiques qui prédominent.

Les mouvements congestiennels chez celles qui sont sanguines. Les femmes à tempérament mixte présentent souvent tous les phénomènes réunis. Celles qui sont lymphatiques enfin sont atteintes d'enflures , d'infiltrations du tissu cellulaire, d'engorgements des ganglions superficiels et profonds.

Évidemment l'énergie du traitement varie selon ces différentes circonstances.

Chez les premières , c'est avec la plus grande discrétion qu'on administre le traitement hydrothérapique maritime.

Les autres pourront, quoique avec précautions encore, le supporter plus énergique.

Il faut, dans bien des cas enfin , prendre en grande considération les affections organiques dont la matrice , à l'insu même des femmes, peut se trouver atteinte.

Une erreur assez commune en effet, c'est la pensée qu'ont, en général, les femmes de n'attribuer qu'à de simples dérangements sympathiques, dépendant de l'époque critique, certaines maladies qui n'ont avec cet état aucune influence et que, dans cette pensée, elles négligent à tort de soigner. On ne saurait donc trop les engager à ne jamais s'en rapporter à elles-mêmes et à s'éclairer de manière à ne jamais rester dans cette sécurité funeste.

Les bains de mer, dans les conditions que nous venons d'indiquer, produiront donc sur quelques accidents dépendant de l'âge critique, par leur action tout à la fois perturbatrice, dérivative et sédative, des effets avantageux ; mais à la condition toujours de diriger le traitement maritime avec tout le ménagement et la gradation dont il est susceptible.

### FLUX MUQUEUX, LEUCORRHÉE, FLUX GONORRHÉIQUE, SPERMATORRHÉE, ETC.

Pour toutes ces maladies, les vagues les plus fortes peuvent toujours être supportées, et c'est le cas de recourir d'emblée aux bains de Foncillon, de Pontaillac, aux injections vigoureuses et aux douches ascendantes avec l'eau de mer, lorsque le relâchement des muqueuses paraît considérable.

Les spermatorrhéiques, dont l'état nerveux est presque toujours si affaibli, feront bien néanmoins de n'user des bains de lame qu'après avoir eu recours, pendant quelques jours, aux bains de piscines tièdes bromo-iodurés.

### FAIBLESSE GÉNÉRALE.

Les percussions très-modérées de la lame à la Grànde-Conche donnent lieu à des contractions plus modérées aussi de l'appareil musculaire et produisent une sorte de massage suffisant pour accroître les phénomènes de réaction cutanée.

De plus fortes secousses donnant lieu à des contractions musculaires trop fortes occasionneraient chez les sujets faibles des lassitudes, des douleurs profondes et des congestions internes qu'il est nécessaire d'éviter.

C'est donc dans ce cas qu'il sera prudent d'avoir recours, avant les bains de Faucillon et de Pontaillac, aux bains de piscines en plein air, bromo-iodurés.

Les avantages de cette médication seront surtout inappréciables pour les femmes trop nerveuses ou les enfants très-délicats. Impressionnables et très-pusillanimes, leur faiblesse musculaire est telle quelquefois qu'ils peuvent à peine se soutenir. Les bains de mer sont parfaitement indiqués alors, pour leur donner un peu de cette énergie vitale dont ils sont privés, mais à la condition de proportionner les effets du bain à la faiblesse de la réaction, en ne leur accordant qu'à-près les bains de piscines, d'une manière successive et graduée, les bains de la Grande-Conche, de Foncillon et de Pontaillac.

Les douches générales en pluie, en arrosoir et les douches écossaises compléteront, à la fin, au besoin, l'action des bains de mer.

Ici se borne, à proprement parler, la liste, pour nous, des affections véritablement (et nous dirons presque exclusivement) du ressort de l'hydrothérapie maritime.

---

# CHAPITRE IV.

*Maladies, exceptionnellement et par circonstances seulement. susceptibles d'être traitées par l'hydrothérapie maritime :* 1º Engorgements chroniques du foie, de la rate, des reins. — Albuminurie. — Glucosurie. — Maladie de Bright.

2º *Affections du tube digestif.* — Gastralgies. — Entéralgies. — Eaux minérales généralement préférables aux bains de mer. — Dyspepsies. — Affections intestinales anciennes.

3º *Maladies des organes de la respiration.* — Bronchite chronique. — Toux catarrhale. — Action de l'atmosphère maritime sur la toux des enfants lymphatiques.

*Tuberculose.* — *Prophylaxie de la phthisie pulmonaire.* — Avantages qu'il y aurait sous ce rapport à établir des maisons de santé et d'éducation pour les enfants, à Royan plutôt que sur les côtes de la Bretagne et de la Normandie. — Nécessité au même point de vue de l'établissement à Royan des piscines en plein air.

4º *Maladies nerveuses.* — Hypochondrie. — Nostalgie. — Névroses. — Epilepsie. — Danse de Saint-Guy.

*Traitement maritime,* dans ces cas, nuisible plutôt qu'avantageux.

5º *Affections cutanées.* — Cas exceptionnels où le traitement maritime peut convenir. — Eaux minérales préférables dans le plus grand nombre de cas.

*Rhumatismes.* — Presque toujours les eaux minérales préférables aussi. — Bains de sable, efficaces cependant dans les cas de maladies rhumatismales articulaires anciennes.

Il en est d'autres, sans doute, susceptibles, en certains cas, de retirer encore de cette médication de bien grands avantages pour lesquels, même dans certaines conditions données, elle peut devenir la plus efficace, mais qui, considérées d'une manière générale, sont plus spécialement du domaine des eaux minérales et que nous ne croyons devoir, par conséquent, mentionner ici que comme partie accessoire au bulletin thérapeutique appartenant exceptionnellement aux bains de mer, et, dans l'espèce, exclusivement aux bains de Royan.

De ce nombre sont :

1° Certains engorgements du foie et de la rate ;
2° Certaines maladies du pancréas et des ganglions mésentériques ;
3° Quelques maladies des voies urinaires ;
4° Les maladies chroniques du tube digestif ;
5° Les névroses ;
6° Les névralgies ;
7° Certaines maladies de la peau ;
8° Les rhumatismes anciens.

## Engorgements chroniques du foie, de la rate et des reins.

### ALBUMINURIE, GLUCOSURIE A LEUR DÉBUT.

Comme la plupart des maladies anciennes des viscères abdominaux, les engorgements du foie, de la rate et du rein, appartiennent plus généralement à la médication par les eaux minérales et spécialement par les eaux minérales alcalines de Vals ou de Vichy. Dans le cas cependant où ces affections ne s'accompagnent d'aucuns symptômes aigus et s'accompagnen d'obésité et d'une constitution tout à fait lymphatique, sans altération de tissus, l'hydrothérapie maritime devient tres-efficace aussi, à la condition d'en user avec prudence et gradation habilement ménagée.

C'est encore l'occasion de recourir d'abord aux bains de piscine bromo-iodurés, les plus propres à corriger la constitution lymphatique et favoriser ainsi la résorption des matières épanchées dans le tissu parenchymateux de ces organes. C'est peut-être le moyen le plus efficace, enfin, de prévenir la glucosurie et d'en arrêter la marche, quand elle n'est qu'à son début, la maladie de Bright, etc.

Presque dans tous les cas, il sera nécessaire de s'en tenir plus tard aux bains de mer de la Grande Conche et de ne recourir qu'à la fin du traitement aux douches générales et locales.

## Affections du tube digestif.

### GASTRALGIES.

Comme pour toutes les maladies qui ont un caractère nerveux, l'hydrothérapie en général, et l'hydrothérapie thermale en particulier, offrent pour les gastralgies et les gastro-entéralgies les ressources les plus précieuses. Ce n'est, selon nous, qu'exceptionnellement que l'hydrothérapie maritime peut leur être appliquée, et encore ne peut-elle l'être avec chance de succès qu'à Arcachon et surtout à Royan, dont les ressources, grâce à l'installation de ses piscines en plein air, et la disposition particulière de ses différentes conches, permettent de conduire le traitement avec toute la prudence et la gradation désirables. Dans ces cas, la réaction se fait en général avec assez de difficulté. On se trouve ainsi dans la nécessité d'éviter les secousses trop fortes de la lame. de commencer toujours le traitement par l'administration des bains de piscines, de ne s'en tenir le plus souvent jusqu'à la fin qu'aux bains de la

Grande-Conche, et de ne tenter tout au moins de ceux de Foncillon et de Pontaillac que lorsque la tolérance pour le bain froid sera parfaitement établie, et que les douleurs épigastriques et abdominales auront beaucoup perdu de leur intensité.

Les médecins ont même si bien reconnu, dans ces cas, la nécessité de graduer l'action des bains de mer, que, le plus souvent, ils n'accordent à leurs malades, même à Royan, qu'un bain tous les deux jours et d'une très-courte durée, lorsque le temps est très-beau et la mer très-calme.

Les procédés hydrothérapiques seront le plus souvent associés avec avantages aux bains de mer, et des douches froides ou écossaises sur la colonne vertébrale, ou en arrosoir sur la région épigastrique, contribueront presque toujours à la guérison.

DYSPEPSIES.

Sous le nom général de dyspepsies, on désigne une foule de troubles fonctionnels, de caprices de l'estomac pour certains aliments, auxquels préside le plus souvent une disposition particulière du pancréas, qui rend surtout difficile la digestion des corps gras. Après les eaux minérales laxatives et alcalines, les diverses applications extérieures de l'eau de mer sont le moyen auquel ces états morbides, comme les gastralgies, cèdent en général avec le plus de facilité ; mais qui exige exactement ici les mêmes précautions et une gradation aussi ménagée que pour les gastralgies.

AFFECTIONS INTESTINALES PROPREMENT DITES.

Comme la plupart des affections de l'estomac auxquelles elles participent dans bien des cas, les maladies intestinales peuvent aussi, avec les mêmes précautions, être combattues avantageusement par l'hydrothérapie maritime et les bains de mer, mais avec la gradation plus nécessaire encore que nous avons indiquée.

Après les bains tièdes, ceux de piscine dans un temps favorable, les douches en arrosoir, nous ne conseillons jamais aux malades en proie aux affections anciennes de la muqueuse intestinale (sans symptômes aigus et sans lésions organiques, ce qui constituerait alors une contre-indication formelle), de tenter la mer autrement qu'à la Grande-Conche et encore lorsque le temps est très-beau et la mer très-tranquille.

## Maladies des organes de la respiration.

### BRONCHITE CHRONIQUE, TOUX CATARRHALE.

L'administration des bains de mer et l'hydrothérapie maritime, dans les bronchites aiguës ou accompagnées de lésions pulmonaires, ne peuvent jamais donner lieu à de bons résultats. La respiration de l'atmosphère maritime, lorsque le temps est beau et sans humidité, suffit seule dans ces cas.

Mais lorsque le catarrhe est ancien, sans lésion organique profonde et sans fièvre, ou lorsqu'il se lie à une constitution évidemment scrofuleuse, non-seulement l'hydrothérapie maritime n'est pas contre-indiquée ; mais, employée avec prudence, elle est susceptible de produire les effets les plus avantageux.

Si la toux n'est qu'une toux nerveuse, elle disparaît de même par les mêmes moyens ménagés de la même manière : Bains de piscines bromo-iodurés, bains de mer très-courts à la Grande-Conche, et, lorsque la mer est tranquille, douches générales aussi d'une durée très-restreinte, respiration enfin pendant le jour de l'air atmosphérique sur les bords de la mer, sont les seuls moyens dont il faille user de cette médication.

Ce sont surtout les enfants lymphatiques à téguments décolorés et sujets aux irritations des muqueuses qui retireront toujours les meilleurs effets de l'emploi bien dirigé des bains de mer, pourvu qu'il n'existe pas chez eux de lésion pulmonaire.

Mais il sera toujours bon de commencer le traitement maritime par quelques bains tièdes, quelques bains de piscines et tout au plus, à la fin, lorsque le temps est très-beau, de se borner aux bains de la Grande-Conche.

Il y a lieu d'insister particulièrement dans le traitement sur la respiration de l'atmosphère maritime et l'inhalation de l'eau de mer pulvérisée, chez les enfants sujets aux érosions des muqueuses bronchique, palpébrale et naso-gutturale, apanage ordinaire des constitutions lymphatiques et strumeuses.

## Tuberculose.

### PROPHYLAXIE DE LAPHTHISIE PULMONAIRE.

Avec bien plus de droits assurément que tous les établissements thermaux des Alpes et des Pyrénées, les stations de bains de mer, favorablement placées, comme Menton, Nice, Hyères et surtout Royan avec ses bains de piscine bromo-iodurés, peuvent prétendre non pas à la guérison de la phthisie pulmonaire à un degré avancé (qu'aucune médication et aucune eau n'ont jamais, quoiqu'on en dise, réussi à guérir), mais à arrêter et à prévenir, lorsque la tuberculose n'est encore qu'à son début. Il est constant pour nous, en effet, que toutes les prétendues guérisons de phthisie qu'on dit avoir obtenues, n'ont jamais été que des guérisons de bronchites avec hépatisation plus ou moins étendue du tissu pulmonaire, dans lesquelles l'action des eaux a bien pu favoriser et amener en effet un de ces changements inattendus, de cette résorption extraordinaire dont la nature seule a le secret; mais qui ne saurait jamais être assez puissante pour dissoudre les concrétions tuberculeuses et reproduire les tissus dont elles ont amené la désorganisation.

Dans ces conditions, le séjour aux bords de la mer, l'hydrothérapie sagement administrée et l'immersion à la mer avec une grande réserve peuvent donc prétendre à modifier, chez

les individus lymphatiques et scrofuleux et particulièrement
chez les enfants, la constitution, et paralyser et détruire les
dispositions originelles qui plus tard les exposent au développement de cette redoutable maladie qui, une fois déclarée ré-
siste ou à peu près à tous les traitements.

Un des traitements préventifs les plus anciennement connus consiste donc dans les voyages sur mer, dans l'inhalation
en grand des principes minéraux de l'eau à l'état de pulvéri-
sation insensible, et dans cette respiration continue des éléments toniques et reconstituants qui rentrent dans sa composition, tels que le brome et l'iode.

C'est là une des anciennes pratiques recommandée, en
effet, par les premiers maîtres dans l'art ds guérir, éclairés
seulement par les faits d'expérience: mais sans se rendre
compte des effets physiologiques et chimiques que la science
moderne est venue éclairer de son flambeau.

Les conditions topographiques et météorologiques des stations maritimes, pour le choix qu'on en doit faire, ont donc.
une importance considérable au point de vue des avantages
du traitement prophylactique de la phthisie pulmonaire.

Les côtes de la Bretagne et de la Normandie, assez favorables aux constitutions purement lymphatiques, doivent être
au contraire, pour les tuberculeux, évitées avec soin, en raison
de leur exposition aux vents froids dont elles sont battues, de
l'humidité et des brouillards dont elles sont constamment en-
veloppées, et sur lesquelles on n'a pas moins eu, dès le principe, la malheureuse idée d'établir le p remier asile destin
aux enfants entachés de ce vice héréditaire.

Sans doute, les côtes de la Méditerranée leur seraient préférables, si la mer n'y était très-souvent tourmentée aussi par
les froides rafales du mistral, et ces brusques variations atmosphériques qu'on ne rencontre jamais que dans l'hiver,
sur les côtes de l'Océan, à Arcachon et à Royan, exemptes
plus que toutes les stations de cette humidité pénétrante si

dangereuse pour les constitutions prédisposées aux tubercules

On sait surtout quel abri salutaire offre à cette dernière station contre ces variations atmosphériques si rares qu'elles se
présentent, la disposition de la ville et la situation de ses forêts de pin principalement à l'égard de Pontaillac et surtout
de la Grande-Conche dont nous avons tant de fois exprimé le
regret d'avoir vu sacrifier une de ses parties les plus commodes et les plus avantageuses pour y établir on ne sait quelle
espèce d'éperon qui en détruit la régularité, et qui ne peut
présenter comme promenade ou autrement aucune utilité, et
produit au contraire dans le port un mouvement de ressac peu
favorable aux bâtiments qui y séjournent et y accumule le
sable qui tend à le combler.

Tout le monde est d'accord sur les avantages dont jouit
comme abri, comme agréments et comme ressources balnéaires à tous les degrés la station maritime de Royan.

Il n'en est point qu'on puisse sur toute notre côte occidentale choisir avec plus d'assurance de réussite pour le traitement préservatif des affections tuberculeuses, et par suite de
la phthisie pulmonaire.

Les algues, le sart et le varech, dont les roches au pied des
falaises se trouvent être couvertes avec les exhalaisons balsamiques de l'immortelle et des pins donnent lieu à des émanations mélangées de vapeurs d'iode et de brome qui renferment
tous les principes minéralisateurs et constituants les plus actifs de l'eau de mer.

La construction, sous les rochers, de piscines en plein air,
en raison de la qualité tempérée de l'eau, que la marée renouvelle et que le soleil réchauffe, de l'évaporation qui s'y fait, et
de la facilité d'ajouter à son efficacité en y mêlant des quanti-
tés variables de plantes marines à l'état de trituration ou réduites en cendres, était donc à tous les points de vue et du
traitement du lymphatisme, des scrofules et de la tuberculose

un complément des plus utiles à apporter aux ressources si considérables déjà et si exceptionnelles dont jouit la station balnéaire maritime de Royan.

### MALADIES NERVEUSES.

C'est ici, surtout, que l'administration des eaux minérales de Plombières, Néris, Saint-Sauveur et Ussat, l'emporte de beaucoup en général, sur l'emploi des différentes applications d'hydrothérapie maritime, qui, lorsqu'on y a recours, demande pour ces maladies plus que pour toutes les autres encore les plus grands ménagements et une gradation parfaitement observée.

Parmi toutes les stations maritimes, Royan, seul, peut dans ces cas répondre à toutes ces exigences.

Il faudra donc, dans le traitement de ces maladies, faire usage avant tout des bains de piscines bromurées, pour n'employer que plus tard les douches en arrosoir, et les bains à la Grande-Conche, lorsque le temps est beau et la mer est tranquille, sans jamais affronter les lames de Pontaillac.

La durée du bain devra même n'être jamais plus que de cinq à dix minutes.

Et l'administration de l'eau de mer à l'intérieur sera toujours ici sans aucuns bons effets.

Ce sont là des préceptes qui s'appliquent sans distinction à toutes les maladies nerveuses générales ou locales pour le traitement desquelles on ne devra jamais avoir recours que par exception à l'hydrothérapie maritime.

Parmi ces exceptions, une de celles qu'on pourrait signaler surtout, c'est l'hypochondrie.

### HYPOCHONDRIE ET NOSTALGIE.

Quels que soient les phénomènes qui prédominent dans ces affections, ils s'accompagnent tous d'inquiétudes très-vagues,

d'une très-grande tristesse et d'une extrême impressionna-
bilité.

« Les applications extérieures de l'eau de mer, dit M. Gigot-Suart, décentralisent les congestions par la révulsion
énergique qu'elles opèrent, régularisent les fonctions digestives et les excrétions et tempèrent l'innervation par leur action
tout à la fois révulsive, tonique, sédative et reconstitutive. »

Les procédés hydrothérapiques auront ici encore une action
plus active au début que les bains de mer, qui, précédés des
bains de piscines rempliront cependant encore à la fin du traitement une indication essentielle, à la condition d'être dirigés
comme il faut, et secondés par les promenades, les excercices
du corps et les distractions. A Royan plus qu'ailleurs se trouvent réunies toutes ces conditions.

### NÉVROSES.

On a encore signalé comme pouvant être avantageusement
modifiées par les bains de mer certaines névroses, telles que
l'épilepsie et la danse de Saint-Guy, etc.

Mais, comme pour la plupart des névralgies en général,
l'hydrothérapie maritime ne nous a jamais paru donner lieu
à de bien bons résultats dans le traitement ni de l'une ni de
l'autre de ces maladies. Tout au plus, l'administration des
bains de piscine bromo-iodurés pourrait-elle apporter au début une action sédative et reconstituante de l'élément nerveux
qui pourrait autoriser à faire usage, à la fin, des bains à la
Grande-Conche et à Pontaillac. Mais les immersions d'emblée
de manière à produire un saisissement subit nous ont toujours
paru plus nuisibles qu'avantageuses.

### AFFECTIONS CUTANÉES.

Une autre classe de maladies, pour laquelle on a cru enfin

conseiller dans certains cas l'usage des bains de mer, ce sont les maladies cutanées.

S'il est vrai que beaucoup de ces maladies aient en effet pour principes une diathèse scrofuleuse ou une constitution lymphatique, on voit de suite tout le parti avantageux qu'on peut retirer des bains de mer, dans le traitement des dermatoses qui dépendent de ces dispositions, mais même dans ces cas, il est des inconvénients qu'il faut connaître et éviter.

Les bains à la lame sont souvent trop stimulants, et c'est ce qui, dans la plupart des stations maritimes, rend le traitement des dermatoses, comme de tant d'autres maladies, difficiles.

A Royan, tous les moyens de mitigation sont possibles.

Indépendamment des bains de piscines bromo-iodurés tout à fait spéciaux dans l'espèce, l'eau de la Grande-Conche, calme et beaucoup moins minéralisée que celle des autres côtes de l'Océan, offre, sous ce rapport, des avantages qu'on ne peut rencontrer nulle part.

Le traitement par les eaux sulfureuses ou alcalines, suivant les circonstances, n'en est pas moins celui auquel, dans la plupart des cas, on aura recours avec le plus d'avantages.

AFFECTIONS RHUMATISMALES.

Les affections rhumatismales ne sont guère non plus, selon nous, du domaine des bains de mer froids, tels qu'on les administre ordinairement, et que quelques praticiens ont pu les conseiller... C'est là une spécialité encore des eaux minérales sulfureuses ou alcalines. Il n'est guère possible surtout de se rendre raison des bons effets que peuvent retirer de l'emploi des bains de mer, ces maladies dans leur période aiguë. Tout au plus pourrait-on, à un état chronique, en obtenir quelques bons résultats. Mais, s'il est un endroit où, dans ces conditions, on puisse faire l'essai d'un pareil traitement, c'est encore à Royan, au moyen de ces bains tièdes bromo-iodurés, réchauffés au soleil dans les piscines en plein air que nous y avons établies, des douches au Casino, et, dans quelques cas, aussi à l'aide des bains de sable à l'ardeur du soleil, tels que l'exposition de la Grande-Conche et des dunes, dont elle est entourée permet de les administrer.

---

## CHAPITRE V.

### OBSERVATIONS.

A l'appui de l'efficacité d'une médication et surtout de l'hydrothérapie maritime ou thermale, on est généralement dans l'habitude d'établir une longue liste d'observations.

Ce sont là des renseignements statistiques pleins de bonne foi, nous en sommes convaincu, de la part de ceux qui les produisent ; mais qui involontairement de la part de leurs auteurs, ont souvent pris dans les déductions scientifiques qui les accompagnent, les caractères d'une logique un peu forcée, pour les ramener à des théories et à des principes qu'on s'était formés d'avance. — Ce sont là, selon nous, de fausses appréciations, — des moyens de réclame, nous ne le pensons pas.

Dans nos convictions personnelles exagérées ou vraies, c'est aux bords de l'Océan que doivent être envoyés plus particulièrement tous les sujets affaiblis, mais susceptibles d'une bonne réaction ; les constitutions molles et lymphatiques ; l'enfance scrofuleuse ; les personnes atteintes d'atonie générale, d'engorgements ganglionnaires, l'épuisement, le rachitisme, les affections arthritiques tenant aux mêmes causes, et enfin l'ostéite vertébrale pelvienne ou coxalgique, de la guérison de laquelle je citerai ici de préférence à toutes autres quelques observations recueillies à Royan, dans des cas très-avancés et propres à faire juger de toutes les ressources que présente cette station, et en général de l'efficacité de l'hydrothérapie maritime tonique reconstituante, et la plus puissante de toutes.

Obs. I. — La fille Dauman, de la commune de Cozes, âgée alors de 19 ans, issue d'un père boiteux et rachitique, fut atteinte de douleurs lombo-sacrées avec difficulté de marcher, ce qu'elle attribuait aux courses forcées que nécessitait son état de lingère, à la journée, comme cela se pratique à la campagne. Au bout d'un an à peu près, cette fille présenta au-dessous de la région fessière, malgré tous les moyens internes et externes qu'on avait employés pour la prévenir, une tumeur molle et fluctuante, sans douleur locale et sans changement de couleur à la peau, dont le volume était au moins égal à celui du poing. Jugeant alors de l'inutilité de continuer plus longtemps un traitement trop dispendieux et qui, comme préventif, n'avait d'ailleurs produit aucun effet, nous n'hésitâmes pas, la saison des bains arrivée, de l'envoyer à Mechers d'abord et ensuite à Saint-Georges, où elle éprouva des effets si sensibles de l'administration graduée et progressive de l'action de la mer, d'abord en bains tranquilles et tempérés dans les excavations, *véritables piscines* naturelles existant sous les rochers, que la marée remplit et que le soleil chauffe, et auxquels, pour les rendre plus efficaces et plus appropriés à la maladie, nous faisions ajouter des détritus d'algues marines et de varech, plantes qui renferment, comme on sait, de l'iode et du brome, qu'à la fin de la première saison, après deux mois et demi de traitement environ, il ne restait déjà plus chez la fille Dauman, de la tumeur volumineuse qu'elle présentait, qu'une grosseur mollasse, pâteuse, du volume d'une orange, état dans lequel elle persista sans changement aucun jusqu'à la nouvelle saison de bains, qui la fit disparaître d'une manière complète. Morte, dix ans après, d'une méningite tuberculeuse, la fille Dauman n'avait éprouvé jusque-là de son affection aucun accident sensible.

Obs. II. — L'enfant Devaud, de Cozes, fut atteint, à l'âge de 10 ans, à la partie cervicale postérieure, d'une douleur persistante qui, quelques mois après, avait donné lieu à une inflexion considérable de la tête en avant, avec saillie de la troisième apophyse épineuse cervicale, et tumeur sensible et mollasse, de la grosseur d'un œuf, en dehors des complexus, plus prononcée du côté droit, et dépendant évidemment de la carie de l'apophyse odontoïde et du corps de l'axis. La rotation de la tête était impossible. Il existait en même temps de la gêne de la respiration, et une presque paralysie des côtes et des membres abdominaux, occasionnée évidemment par la compression de la moelle allongée, par suite de la destruction d'une partie du corps de l'axis et de l'incurvation forcée de la tête en avant.

Deux saisons à Saint-Georges, où les bains de piscines en plein air sous les rochers furent d'abord administrés avec addition de plantes marines à l'état de trituration, suffirent non-seulement à faire disparaître d'abord l'abcès symptomatique du cou, mais à amener successivement le redressement de la tête et les mouvements des membres, ce qui permit à l'enfant Devaud de reprendre à l'école primaire, où il s'était fait remarquer auparavant par son intelligence, l'instruction qu'il avait été obligé d'interrompre.

Obs. III. — Le nommé Lucas, propriétaire, à Saint-Georges de Didonne, était depuis plusieurs mois en proie à des douleurs sourdes dans la région cervicale de la colonne vertébrale. Bientôt survint une inflexion prononcée de la tête en avant, avec commencement de paralysie des membres supérieurs et formation, à la partie latérale inférieure gauche du cou, d'une tumeur mollasse, sans douleur locale bien prononcée, et tout à fait caractéristique d'une ostéite vertébrale ayant son siége aux apophyses articulaires de la quatrième et de la cinquième vertèbre cervicale.

Les symptômes locaux et de paralysie n'avaient présenté depuis près de deux ans, malgré les moyens énergiques qu'on avait employés, aucune amélioration, lorsque, appelé à donner nos avis au nommé Lucas, nous n'hésitâmes pas, à la faveur de la belle saison qui était arrivée, de lui prescrire un bain tous les jours, de quinze à trente minutes, un bain d'eau de mer, chauffé au soleil, dans les excavations naturelles et peu profondes qui se trouvent sous les rochers de Saint-Georges, et plus tard des bains lamés, de quinze minutes, à la Conche.

A la fin de cette première saison, les bras avaient recouvré une partie de leurs mouvements et les mains en état de permettre au malade de s'habiller tout seul et de s'administrer lui-même ses aliments. La tête avait repris aussi en partie sa rectitude, les mouvements du cou étaient devenus beaucoup plus libres, et la tumeur enfin avait en grande partie disparu.

A la fin de la deuxième année, il n'existait plus dans les mouvements des différentes parties presque aucune gêne, et depuis plus de dix ans que le rétablissement paraît complet, sauf une inclinaison toujours très-prononcée de la tête en avant, résultant évidemment de la destruction d'une portion du corps des vertèbres, cet homme, qui existe encore aujourd'hui et qui possède une certaine aisance, a toujours pu se livrer depuis cette époque à tous les travaux exigés par sa profession d'agriculteur.

Obs. IV. — M^{me} G..., de Cozes, d'une beauté et d'une fraîcheur véritablement remarquables et d'une santé parfaite en apparence, quoique née d'une mère boiteuse et en proie à de continuelles douleurs, était mariée depuis plus de douze ans et n'avait jamais eu d'enfants. Il y a quatre ans, elle fut prise de douleurs vagues dans la région sacrée et dans l'articulation coxo-fémorale droite, qui pendant dix-huit mois n'allèrent qu'en augmentant, malgré tous les moyens généraux et les révulsifs les plus énergiques employés par le D<sup>r</sup> Robert, qui lui donnait des soins, lorsque se développa au-dessous des muscles fessiers du côté droit une tumeur molle, du volume des deux poings, résultat évident d'une carie de la cotyloïde.

Le membre pelvien, sensiblement atrophié dès les premiers mois de la maladie, avait fait persister longtemps dans l'idée qu'on n'avait affaire qu'à une simple douleur sciatique très-aiguë, jusqu'au moment où la tumeur était venue à se manifester.

C'est à cette époque que je fus appelé à donner mes conseils à M<sup>me</sup> G... En raison des médications énergiques et variées employées jusque-là, et restées sans résultat, l'emploi des bains de mer fut conseillé, en commençant par les bains de piscines en plein air, avec addition de plantes marines à l'état de trituration, et, en second lieu, des bains de mer à la Grande-Conche de Royan et à Foncillon.

Dès la première saison, la tumeur avait sensiblement diminué, et la malade, qui ne pouvait auparavant se remuer sans donner lieu aux plus violentes douleurs et qui n'avait pu, au commencement de la saison, qu'être transportée au bain à force de bras, en était venue à la fin à se soutenir toute seule, marcher à l'aide d'un bâton, et se rendre à la mer.

De cette saison à la suivante, elle est devenue enceinte sans éprouver, pendant toute sa grossesse, aucun accident particulier et sans que l'affection locale parût subir aussi de changement bien appréciable. L'enfant qu'elle a mise au monde est douée, en apparence, de la meilleure santé et aussi, comme la mère avant sa maladie, d'une beauté remarquable.

La saison de 1872 a apporté enfin dans l'état de M<sup>me</sup> G... un tel changement, qu'on peut la regarder aujourd'hui comme complètement guérie.

Obs. V. — M<sup>me</sup> A..., née de parents jouissant de la meilleure santé et ne comptant non plus chez ses ancêtres aucun membre atteint de vice constitutionnel, commença, dès l'âge de puberté, à présenter une déviation prononcée de la colonne vertébrale, avec inclinaison du bassin à droite. Elle avait une sœur parfaitement conformée, mais qui, après plus de quinze années de mariage, est encore sans enfant. Douée d'une figure très-agréable et d'un caractère plus beau encore, elle n'avait pas, malgré la difformité dont elle était atteinte, manqué de prétendants ; mais elle était, à cause de son infirmité, restée longtemps éloignée des idées de mariage auquel elle finit néanmoins par consentir, à l'âge de 24 ans, avec M. A..., notaire.

Devenue enceinte très-peu de mois après, elle eut à quatre mois et demi de la gestation, qui jusque-là avait semblé aller assez régulièrement, une fausse couche, accompagnée d'nne hémorrhagie qui faillit être mortelle et donna lieu à un épuisement et à des accidents qui, pendant plusieurs mois, menacèrent également de devenir tout à fait funestes.

A peine rétablie, M<sup>me</sup> A... devint de nouveau enceinte, et, après une gestation qui jusqu'à son terme ne donna lieu à aucun phénomène particulier, tout en laissant à son beau-père, médecin aussi, et à nous, la crainte d'une délivrance funeste, et théoriquement faisant naître en nous la pensée d'un accouchement prématuré artificiel, la grossesse n'en fut pas moins abandonnée à sa marche naturelle jusqu'à son terme, auquel se déclara, au moment précis, le travail de l'enfantement. Ce travail fut long, laborieux, et donna presque le regret de n'avoir pas exécuté, au cinquième mois, l'opération à laquelle on avait songé. Heureusement il se termina, après quarante-huit heures de violentes douleurs et à l'aide seulement de manœuvres obstétricales peu importantes, par la naissance d'un petit garçon régulièrement conformé, quoique assez peu développé, et qui, âgé aujourd'hui de plus de 6 ans, jouit d'une très-bonne santé.

Les suites de couches de M<sup>me</sup>A...furent longues et accompagnées d'accidents aussi graves que ceux qui avaient succédé à la première grossesse. La région sacrée surtout devint le siége de violentes douleurs; elles se firent sentir d'une manière plus aiguë dans les deux symphyses sacro-iliaques, mais plus particulièrement à droite. L'articulation coxo-fémorale du même côté participait également d'une manière prononcée à ce travail inflammatoire de toutes les articulations pelviennes, lequel, au bout de quelques mois, à mesure que les douleurs diminuèrent, se termina par la formation, sous les muscles fessiers du côté droit, d'un abcès symptomatique d'un volume plus gros que le poing, et dans l'aine gauche d'un second abcès de même nature et de la grosseur d'un œuf de dinde. La malade, ne pouvant se tenir assise sans réveiller au bas des lombes surtout des souffrances atroces, fut condamnée à garder le lit pendant plus de six mois, soumise pendant tout ce temps à la médication tonique et reconstituante sous toutes ses formes sans avoir, au bout d'un an, obtenu d'autre résultat que de permettre à la pauvre souffrante de pouvoir être portée de son lit à son fauteuil avec un peu plus de facilité et d'y rester une partie du jour, sans ressentir dans les parties primitivement affectées qu'une douleur sourde et une presque paralysie des membres abdominaux, avec engourdissement et enflure des extrémités. M. le professeur Dupouy, médecin principal de la marine, à Rochefort, consulté dans cette circonstance, en raison de l'état de faiblesse et de maigreur où se trouvait alors la malade, n'avait pas compté chez elle sur un degré de réaction suffisante pour être soumise à l'action des douches aromatiques, et successivement aux différents moyens d'hydrothérapie et surtout aux bains de mer bromo-iodurés, pour arriver en dernier lieu aux bains lamés que nous avions, malgré sa répugnance, conseillés, sous notre surveillance, au beau-père, médecin de la malade.

L'année se passa donc sans autres moyens que ceux déjà employés, ferrugineux, amers, iodurés sous toutes les formes, régime fortifiant, viandes crues, huile de foie de morue, etc., etc., sans empêcher les abcès d'augmenter de volume, et les membres inférieurs, ainsi que tout l'organisme, de conserver toujours le même degré de faiblesse.

Nous étions arrivés à la mi-août ; la saison des bains de mer touchait presque à sa fin, ce qui, malgré le temps perdu, ne m'empêcha pas de renouveler à mon confrère le conseil que je lui avais donné, l'année précédente, d'essayer avec ménagement pour sa belle-fille l'hydrothérapie maritime.

Elle me fut confiée, en effet, et soumise dès le début aux bains de mer de la Grande-Conche et, à jours alternatifs, aux douches écossaises de cinq minutes en arrosoir au début, et en colonne à la fin. Il eût été impossible, en commençant, de la transporter sur la Conche ou à l'établissement du Casino autrement que sur les bras, ou dans une chaise à pourteur, ou une petite voiture roulante. Après un mois de traitement, elle pouvait se rendre seule sur la plage et y rester assise une partie de la journée. L'appétit, presque nul au début, était devenu excellent, le teint très-bon, la face pleine, l'espérance revenue, et tout l'organisme remonté. La saison, trop avancée alors pour continuer le traitement, malgré les résultats encourageants obtenus par ces premiers essais, malheureusement trop courts, M^{mo} A... se vit à regret forcée de retourner chez elle, mais avec l'engagement bien arrêté de revenir l'année suivante, à une époque moins avancée, et de continuer plus longtemps son traitement.

Les deux abcès avaient diminué de plus de moitié sans avoir donné lieu, comme on le voit, à aucun symptôme de résorption purulente.

L'année 1872, M^{mo} A... est en effet revenue aux bains de mer de Royan ; mais plus tard qu'elle ne l'aurait voulu, à cause des pluies, qui se sont continuées cette année pendant tout le mois de juin et une partie du mois de juillet. A son arrivée, je trouvai les tumeurs ni plus ni moins volumineuses que lorsqu'elle avait quitté Royan l'année d'auparavant. Quelques douleurs plus prononcées s'étaient cependant fait sentir pendant la saison d'hiver. L'appétit était aussi moins bon.

Pendant ces deux années, je n'ai pu soumettre la malade au moyen hydrothérapeutique dont j'avais depuis longtemps conçu l'idée, pour es malades faibles, doués d'une trop grande sensibilité. ou épuisés par de trop longues maladies, celui des bains de mer chauffés au soleil dans des piscines en plein air, que je n'ai pu obtenir que cette année de faire creuser dans les roches au pied des falaises qui bordent la côte de Royan, et dans lesquels bains, lorsqu'il s'agit surtout de rachitisme ou d'affections scrofuleuses, je fais ordinairement ajouter une très-grande quantité d'algues et de plantes marines renfermant, comme on sait, du brome et de l'iode en assez grande proportion, bains tempérés, sans lames, et auxquels, en raison de leur composition, j'ai donné le nom de bains de mer bromo-iodurés.

L'impossibilité d'obtenir jusqu'à ce jour l'autorisation de faire creuser ces sortes de baignoires a fait que, dans l'application de mes idées à ce sujet, je n'avais pu encore profiter que des excavations naturelles qui se trouvent sous les rochers, où l'eau séjourne et se chauffe, pouvant servir tout au plus à l'usage des personnes assez valides pour aller les chercher où elles sont, mais d'un accès impossible pour les malades trop débiles comme Mme A..., pour laquelle je n'ai encore pu remplacer ce moyen si rationnel pour moi et d'une efficacité si manifeste, que par l'eau de mer chauffée au soleil, dans des baignoires exposées à cet effet.

L'année dernière, l'autorisation m'ayant été accordée enfin d'établir, *à mes risques et périls* et *en renonçant à toute prétention de propriété personnelle*, le nombre de baignoires et de piscines que je voudrais sur la roche plate au-dessous des falaises qui bordent la côte de Pontaillac jusqu'à Royan, deux de chaque espèce seulement ont pu y être construites, parce que l'autorisation m'en était venue trop tard et par plusieurs raisons de famille. Mme A..., à mon grand regret, n'a donc pu encore cette année user de ce procédé comme je l'aurais désiré, et bien qu'elle n'ait pu, comme les deux années précédentes, que recourir aux douches et aux bains de mer ordinaires, elle n'en est pas moins repartie avec la satisfaction d'une amélioration encore plus marquée dans sa santé générale, d'une régularité dans toutes ses fonctions, d'une reconstitution presque complète, d'une diminution si évidente surtout et d'un changement si sensible dans le volume et la constitution de ses tumeurs, qu'elle ne peut douter, ainsi que nous, que l'affection des os ne fût complètement arrêtée, que cette année ne doive amener pour elle une plus grande amélioration encore et qu'elle ne soit en possession enfin d'une méthode de traitement qui, à une époque donnée, quelque éloignée qu'elle soit, doive la conduire à une guérison complète, sans avoir besoin de recourir à une opération au moyen de l'aspirateur de Dieulafoy, dont j'avais eu l'idée, dans le cas où le traitement maritime n'aurait pas réussi.

Obs. VI. — M. M..., d'une constitution assez robuste à sa naissance, quoique issu d'une famille entachée de vice scrofuleux, fut atteint tout à coup, à l'époque de la dentition, d'une attaque qu'on ne manqua pas,

comme dans tous les cas semblables, d'attribuer à une convulsion ver-
mineuse et qui, sans nuire sensiblement à son développement, le laissa
dans un état presque complet de paralysie, à ce point de ne pouvoir lui
permettre d'exercer aucun mouvement jusqu'à l'àge de 26 ans, de ne
pouvoir prendre seul aucune nourriture, de ne se lever et de s'habiller ;
avec ces considérations assez remarquables pourtant d'une intelligence
très-développée, à ce point d'avoir pu acquérir une instruction complète
et de pouvoir composer des poésies qui ne manquent ni d'esprit ni de
sentiment sur sa position malheureuse, et aussi sur d'autres impressions
qui indiquent que, si le corps était privé d'une partie de ses facultés,
l'esprit et le cœur n'étaient pas exempts, chez lui, d'émotions douces et
délicates.

Condamné depuis son enfance à se faire transporter en voiture, et sur
les promenades en chaise roulante, fils unique en possession d'une superbe fortune, il avait, selon les différents avis qui lui avaient été donnés, essayé de tous les moyens de traitement et visité successivement,
sans aucun avantage, la plupart des établissements d'eaux minérales les
plus renommés, lorsque, il y a deux ans enfin, après avoir passé à Nice
l'hiver et la saison des bains, il en revint avec l'usage assez libre des
mains et un commencement de mouvement des extrémités inférieures,
qui lui permettaient de faire dans sa chambre quelques tours, soutenu
par quelqu'un.

Encouragé par ce premier succès obtenu par les bains d'eau salée, les
douches et l'influence de l'atmosphère maritime, M. M... avait résolu
de passer chaque année toute la belle saison sur les bords de la mer et
dans un établissement possédant à la fois une plage commode, sablonneuse, pour y prendre sans danger des bains de mer tranquilles et tempérés, et en même temps des douches variées de toutes les manières,
comme j'avais, du reste, moi-même eu occasion de lui en donner le
conseil.

M. M... est donc venu les deux dernières années à Royan, où, dès la
fin de la première, non-seulement il pouvait se rendre seul à la Conche
et aux concerts du Casino, appuyé sur deux béquilles élastiques, mais
encore se livrer à d'assez longues promenades sur les boulevards et sur
les bords de l'eau, assister aux spectacles, et sans trop de fatigue satisfaire un désir, très-vif chez lui, de visiter toutes les curiosités de la place
et tous les magasins de nouveautés. C'était l'homme délivré subitement
de sa captivité et de ses chaînes, et chez lequel, par conséquent, le besoin de voir et de chercher des distractions n'en était naturellement
que plus fort et plus pressant. Lui est-il né d'autres désirs ?... On le prétend ; et à son départ de Royan, l'année dernière, on parlait de projets
d'union que n'ont fait supposer probablement que des sentiments de
simple reconnaissance et d'affection pour une parente jeune et dévouée,
mais qui ont dû être cependant pour quelque chose dans l'expression ar-

dente et poétique de son cœur, pendant les tristes années de son immobilité. C'est donc une existence qui renaît et qui le doit certainement à
l'action tonique, résolutive et reconstituante de l'eau de mer, et à l'action tout aussi vivifiante de l'atmosphère maritime. C'est, du reste, une
conviction tellement profonde chez le malade lui-même et chez ses parents, qu'après de tels changements opérés, on n'a pas hésité à acheter
à Royan une maison pour y passer, chaque année, la belle saison.

Maintenant, à quoi attribuer chez le jeune M... ces crises si violentes
dans la première année de son existence, suivies pendant tant d'années
d'une inaction physique si complète, sans presque aucun dérangement
dans le développement des facultés intellectuelles, et comment dans un
tel état expliquer l'influence si heureuse exercée à la fin sur les organes par l'hydrothérapie maritime? Cette explication est cependant possible.

Les crises, chez l'enfant issu d'une famille entachée de vice scrofuleux, ont dû être le résultat de granulations de même nature, dévelop-
pées sur les enveloppes de la moelle épinière, et amenant successivement la compression et une irritation chronique du cordon rachidien,
sans désorganisation de la substance nerveuse, mais s'exerçant principalement sur les racines antérieures des nerfs vertébraux destinées aux
fonctions locomotrices, granulations scrofuleuses qu'il n'appartient, en
effet, qu'à l'eau de mer de résoudre et de dissiper comme tous les engorgements scrofuleux, quel qu'en soit le siége, pour lesquels les bains de
mer et l'action intérieure de l'atmosphère maritime sont incontestablement les moyens de résolution les plus efficaces et tout à fait spéci-
fiques.

Obs. VII. — Quoi de plus hideux et de plus repoussant que l'état dans
lequel était tombé M<sup>lle</sup> B. V..., très-belle enfant à sa naissance, mais
réduite, même avant l'âge de la puberté, à une série d'accidents généraux les plus graves, d'ophthalmies des plus rebelles, d'enflures des pau-
pières, du nez, des oreilles et des lèvres, en même temps que : dévelop-
ment de plaies scrofuleuses de tous les ganglions cervicaux et sous-
maxillaires ; déviation prononcée de la colonne vertébrale ; engorgement
de presque toutes les articulations des membres inférieurs ; fistules et
caries autour des genoux et des malléoles ; progression absolument impossible jusqu'à l'âge de 24 ans ! Jusqu'à cette époque, M<sup>lle</sup> V... n'avait
pu sortir de la maison que roulée dans une petite voiture à mains. A
quoi attribuer aujourd'hui autrement qu'aux bains de mer et à l'action de
l'atmosphère maritime, après tant d'autres moyens employés, plusieurs
séjours aux Pyrénées sans aucun résultat, la guérison, après deux saisons seulement passées à Royan, de toutes les plaies, le dégorgement
des articulations, et la possibilité de marcher aujourd'hui et de faire
d'assez longues courses à pied, à l'aide de béquilles?

Obs. VIII. — Grosses lèvres, narines énormément gonflées, engorgements des ganglions cervicaux et sous-maxillaires, perte d'un œil, à la suite d'ophthalmies scrofuleuses, rebelles et souvent renouvelées. M^llo P..., charmante enfant dans sa première jeunesse, mais issue d'une mère souvent malade et d'un père, mort comme deux de ses frères, son père devenu aveugle et ses deux fils des suites d'affections tuberculeuses et de ramollissement du cerveau, menaçait de devenir dans un état semblable à celui de M^llo V..., qui fait le sujet de la précédente observation, sans l'action des bains de mer à Mechers, employés, d'après mes conseils, pendant plusieurs années consécutives.

Aujourd'hui, M^llo P..., à part les désordres ineffaçables que lui ont laissés les affections terribles auxquelles elle a été si longtemps en proie, arrivée à un âge où la perte de quelques agréments physiques devient un peu moins regrettable, est au moins depuis longtemps exempte de nouveaux accidents, et jouit d'assez de santé pour se livrer aux occupations de la maison, à tous les petits travaux des mains ordinaires aux dames, et cultiver des relations amicales avec toutes les familles qui lui étaient attachées dans la ville qu'elle habite.

Nous pourrions citer bien des observations de guérison heureuses et tout à fait inespérées de différentes maladies de nature la plus sérieuse ; mais nous avons cru devoir nous attacher surtout à celles propres à donner la preuve de l'efficacité au-dessus de tous les autres moyens, de l'hydrothérapie maritime dans les maladies les plus graves telles que les scrofules, l'ostéite tuberculeuse et le rachitisme parvenus à un degré où ces affections sont généralement réputées comme tout à fait incurables.

---

## CHAPITRE VI.

Conditions hygiéniques de Royan i nfiniment supérieures à celles d'Arcachon et de toutes les stations situées sur les bords de l'Océan. — De Soulac. — De la Tremblade, vantée par le D^r Brochard. — De Fouras. — De la Rochelle. — — Des sables d'Olonne. — Du Croisic. — De toutes celles, sans exception, des côtes de la Bretagne et de la Normandie, sans cesse couvertes de brouillards. — Malades des contrées du nord qu'il convient cependant d'envoyer au début aux bains de mer des côtes septentrionales avant de les diriger au midi. — Conclusion générale en faveur de Royan.

Et maintenant, à quels bains de mer avoir recours en pareils cas, de préférence à ceux de Royan, avec les eaux un peu mitigées et modérément agitées de la Grande-Conche, abritée dans une partie de son étendue par les murs de la ville et la jetée du port, et dans le reste par sa forêt de pins qui lui forme ceinture. Royan, avec ses bains de sable, ses piscines en plein air qui n'existent qu'ici, mais en trop petit nombre encore, au pied de la falaise, Royan, avec les ressources de l'hydrothérapie, quelque incomplet que soit son établissement, sa Conche de Foncillon où la lame est plus forte, celle de Pontaillac, où le flot, qui vient du large, se déploie comme à Biaritz, sans obstacle, dans toute son énergie, et où les émanations balsamiques des pins, de l'immortelle et de l'œillet sauvage, se mêlent à l'atmosphère pure, tonique et vivifiante des bords de l'Océan dégagée ici de toute espèce d'influences paludéennes, comme il en existe dans une foule d'autres stations d'ailleurs très-renommées.

Tout, ici, comme on le voit, se prête à une médication susceptible d'être graduée comme on veut, et applicable par conséquent à toutes les conditions de gravité des maladies et au degré de susceptibilité et de faiblesse des personnes qui en sont atteintes, sans danger même pour les enfants qui peuvent se baigner seuls, en raison de la déclivité ménagée de ses plages, de la pureté de l'air qu'on y respire, de toutes les ressources et de tous les agréments qu'on y rencontre.

Arcachon, si convenable d'ailleurs pour les personnes faibles et délicates, à cause de la tranquillité des eaux de son bassin, véritable piscine à grandes dimensions, mais qui n'en peut avoir d'autres, à cause de la nature toute sablonneuse de ses bords, et où ne se trouvent point de rochers, Arcachon, auquel sans partialité, dans plusieurs articles de journaux, nous avons fait la part de tout ce qui lui appartient, est loin de jouir, sous ce dernier rapport, des mêmes avantages, à cause de sa proximité des marais de la Teste.

Il en est de même de Soulac, près la pointe de Graves, dans

le Bas-Médoc, foyer des fièvres endémiques, malgré les émanations balsamiques des pins qui l'avoisinent, et son exposition à l'action directe des vagues de l'Océan ; malgré la protection puissante que peuvent lui procurer encore de nos jours, Notre-Dame-de-la-fin-des-terres, dont la chapelle antique, sortie de dessous les sables qui l'avaient envahie, sujet de plusieurs mémoires curieux, a donné lieu à de charmantes légendes, et le tombeau révéré de sainte Véronique qui a été longtemps le but de nombreux pélérinages venus des bouts de la France, d'Espagne et d'Angleterre.

Soulac, qui remplacé l'ancienne Noviomagus disparue sous les flots, qu'on confond à tort avec Noviomagum dans le pays Santon, le Royan d'aujourd'hui.

Soulac est même, en raison de son insalubrité bien connue, un poste de douanes, où sont toujours envoyés les nouveaux employés pour le service que, plus tard, ils doivent être appelés à faire sur les salines.

On n'en peut dire autant de la station de la Ronce, auprès de la Tremblade, vis-à-vis Maumusson. Malgré tous les éloges que dans divers écrits, d'ailleurs très-remarquables, et surtout dans son ouvrage si logique, si savant et d'un style si élégant, sur les avantages des bains de mer, et l'habitation des enfants sur les côtes de l'Océan, le docteur Brochard a accordés à cette station, qu'il a essayé vainement d'inaugurer, il lui serait difficile de détruire les préventions que fait naturellement naître sa position au centre de la saline et des marais qui occupent tout le littoral de l'Océan, jusqu'à l'extrémité du département de la Charente-Inférieure. Malgré tous les efforts de notre savant confrère pour embellir cette plage triste et redoutée, il aura de la peine assurément à parvenir jamais à faire que la ronce produise des roses, et que les parfums de ces fleurs puissent, dans tous les cas, neutraliser les miasmes délétères qu'exhalent les marais situés aux environs.

Si la Tremblade [n'avait jamais eu que cette raison d'obtenir la section de chemin de fer qui doit y aboutir, ce serait, selon nous, dépenses fort inutiles.

Ce n'est que par son voisinage de Rochefort, qu'avec sa plage étroite et vaseuse, Fouras, à l'embouchure de la Charente, peut compter au nombre des stations de bains de mer. Pas plus que la Tremblade, elle n'est à l'abri des émanations marécageuses.

De même à la Rochelle, l'établissement du Mail, outre son peu d'étendue, son peu de commodité et l'inconvénient des énormes galets dont il est encombré, ne peut, sous le rapport hygiénique, offrir aux étrangers de grandes garanties. Les arbres et les arbustes en fleurs qui bordent les promenades qui le séparent de la ville, peuvent bien, par leurs parfums, masquer, jusqu'à un certain point, les émanations qui s'élèvent des bassins dont le port est formé, des marais et des fossés qui entourent la place, mais n'en peuvent certainement neutraliser tout à fait les effets délétères.

Les Sables d'Olonne, dont la plage couverte comme celle de Royan d'un sable ferme et très-fin, et par cela même une des plus belles qu'on puisse trouver aux bords de l'Océan, sont-ils bien cependant entièrement exempts de la même influence ?

Plage unique, exposée en tout temps à l'action de la vague dans toute sa vigueur, à l'ardeur du soleil, sans rien qui la protége, dans l'impossibilité d'établir de piscines sur un sol sablonneux que la mer comblerait, sans forêt qui l'ombrage et puisse la défendre des miasmes et des vents qui viennent de la terre, elle ne peut remplacer seule toutes les conches diversement situées que possède Royan, et qui se prêtent si bien à cette gradation qu'exigent certains cas et l'état des malades.

Quant au Croisic, il peut bien être pour Nantes par sa proximité, comme Arcachon pour Bordeaux, Fouras pour Rochefort, d'une grande commodité; mais, sous le rapport hygiénique, sa position topographique indique suffisamment ce qu'on peut en attendre.

Les moyens artificiels lui sont indispensables, c'est un endroit aussi à y mourir d'ennui.

Sur les côtes de Bretagne, ouvertes en plein à la vague qui arrive du large, la mer est dure et ne peut être pratiquée qu'avec modération, à certains jours donnés, par des constitutions susceptibles d'une bonne et prompte réaction.

Il en est absolument de même de tous les établissements situés sur les bords de la Manche. Outre l'inconvénient d'être encombrés de galets qui vous brisent les pieds, et qui, pour éviter des blessures ou des entorses, exigent qu'on soit chaussé de sabots ou qu'on se fasse conduire en voiture à une certaine distance dans l'eau, la mer y est toujours agitée et le climat humide. Toute leur réputation ne peut donc leur venir que de leur rapprochement de Paris, des grandes villes de la Normandie, et des ports d'Angleterre, et la fréquentation, facile par les chemins de fer, de la fashion parisienne et des grands personnages qui, dans un but de réunion plus que de traitement, s'y donnent rendez-vous.

C'est là qu'il est à propos cependant d'envoyer de préférence certaines constitutions. Tout cosmopolite qu'il est, l'homme ne peut pourtant pas changer trop brusquement de climat. Nous ne voyons que trop les dérangements qu'occasionne chez les navigateurs le passage trop brusque d'une zone à une autre, d'une température chaude à une température froide, d'un hémisphère à l'autre. En médecine, on manquerait souvent son but en envoyant de suite un malade du Nord, ayant besoin des bains de mer, à un établissement des plus chauds du Midi.

A Calais, à Boulogne, à Dieppe, à Fécamp, au Tréport et Trouville, etc., la mer est rude, froide, et toujours agitée. C'est là qu'il faut diriger, au début, le phlegmatique Allemand, le Breton doué comme la plupart des habitants du Nord de cette obésité molle et lymphatique, produit du climat brumeux de leur pays. Aux malades de cette provenance la douche est rarement trop forte. Nos voisins d'outre-Rhin comme ceux d'outre-Manche ont également besoin d'être vigoureusement fouettés. C'est sans doute ce qu'instinctivement avait compris Priestnitz, qui connaissait bien apparemment les besoins de son époque, le caractère et le tempérament de ses concitoyens quand, au centre des contrées germaniques, il inventa l'hydrothérapie.

Les uns tout absorbés dans les calculs mercantiles et leurs spéculations commerciales, les autres dans leurs systèmes *philosophico-politico-religieux* qu'ils ne comprennent pas toujours très-bien eux-mêmes et qui, pour cela, ne font que plus de partisans et plus d'admirateurs, ont tous besoin qu'on les sorte de leurs idées abstraites, financières et mélancoliques. Ils ont besoin qu'on les tire de leurs rêves, qu'on les réveille et qu'on les secoue. Pour eux, la mer un peu froide et la mer agitée conviennent parfaitement. Pour eux donc, en été, les bains de mer des côtes de la Bretagne, de la Normandie, de la Manche et de l'Océan; en hiver, l'atmosphère maritime et les bains de mer des rivages de la Méditerranée, de Cannes, de Nice et de Manton, le soleil vivifiant de la Provence et de l'Italie.

Depuis Saint-Sébastien jusqu'au cap Finistère, sur les bords sablonneux du golfe de Gascogne, se trouve, en fait de bains de mer, tout ce qu'on peut désirer. Mais au milieu de ce groupe celle de ces stations qui réunit toute seule tous les avantages des autres, quand surtout elle aura, comme elles, une ligne de fer, c'est Royan-Pontaillac qui, avec Saint-Georges, n'en formera plus qu'une quand la gare sera construite entre elles deux. Par la variété de la composition de ses eaux, le degré différent d'agitation de la mer dans chacune de ses conches, les bains du Casino, ceux de sable et surtout ses piscines en plein air, Royan répond sur tous les points aux conditions d'hygiène et à tous les besoins de cette médication graduée et régulière qu'exigent certains cas.

La direction du service médical y laisse cependant, plus encore que dans quelques autres établissements de bains de mer, beaucoup à désirer. L'inspectorat surtout n'y peut être considéré comme ailleurs que comme un privilége en faveur d'un seul ou de deux praticiens au préjudice de tous les autres, comme une véritable atteinte à la liberté et à la dignité professionnelles, comme une distinction qui n'aboutit enfin qu'à de tristes rivalités. Dans les établissements thermaux, sans doute, où le gouvernement a de grands intérêts, où d'importantes constructions sont à surveiller, des appareils à créer et à perfectionner, un ordre de service régulier à établir et à diriger, une statistique générale à fournir, dont on peut, d'une manière directe, recueillir tous les éléments, on conçoit jusqu'à un certain point l'utilité d'une semblable institution autorisée par décision ministérielle sur la proposition d'un corps savant, basée sur des concours ou des titres scientifiques ; mais aux bains de mer, où la baignoire est ouverte à tout le monde et à toute heure, où tout le monde à la fois et d'une manière confuse peut se jeter sans obstacle, le titre d'inspecteur ne peut véritablement être considéré que comme un privilége personnel à un exercice général, accordé à un médecin qui s'en arroge les avantages sur la simple décision le plus souvent d'une société civile qui n'a aucun caractère pour conférer ainsi un titre scientifique.

L'administration du Casino de Royan auquel appartient l'établissement d'hydrothérapie, situé dans les jardins, peut donc à la rigueur, sur les avis donnés par l'assemblée générale, se choisir, avec cette simple désignation, un médecin spécial de cet établissement ; mais pour un titre plus étendu, c'est un droit qui ne lui appartient pas.

Dans tous les établissements thermaux, tous les médecins étrangers et de la localité ont partout leurs entrées libres. —

Ce n'est que par eux après tout que ces établissements peuvent se soutenir et prospérer. — Dans les établissements thermaux, le traitement des médecins, s'ils en ont besoin, leur est donné gratis. Leurs noms, s'ils le désirent, sont inscrits sur une liste alphabétique affichée à l'entrée des établissements. Au Casino de Royan, on n'a jamais vu figurer que le nom de celui qui, courageusement, s'intitule *inspecteur*.

## CHAPITRE VII.

PISCINES EN PLEIN AIR. — BAINS DE MER BROMO-IODURÉS. — BAINS DE SABLE. — RESSOURCES ET AGRÉMENTS DE ROYAN.

Abus regrettables qu'on fait de l'emploi des bains de mer comme des eaux minérales, qui ont cependant chacune leur spécialité, et qu'il est nécessaire de mieux apprécier, et de restreindre chacune à leurs véritables indications. — Partage à attribuer aux bains de mer. — Maladies incompatibles avec l'hydrothérapie maritime. — Piscines en plein air tout à fait indispensables. — Endroits où elles peuvent être établies. — Avantages que présente Royan, sous ce rapport. — Agréments et efficacités de ces réservoirs.
*Bains de sable.* — Facilité de leur établissement sur les côtes de l'Océan. — Avantages et dangers de leur emploi. — Bains de sable sec et chaud. — Bains de sable chaud et humide. — Différence d'action des uns et des autres. — Indications thérapeutiques. — Serres de cristal portatives comme moyen d'élever la température du bain de sable.

Il semble tellement naturel, en quelque sorte même tellement obligatoire pour tous les médecins attachés aux établissements de bains, des bains minéraux comme des bains de mer, de faire chacun l'éloge de la situation, du confort et des agréments qu'on y trouve, de la bonne disposition des emménagements, de la beauté des sites et des curiosités des alentours ; mais surtout de l'efficacité sans égale toujours des eaux qu'on y rencontre, qu'il peut paraître au moins étrange qu'un praticien s'attache de préférence à restreindre à une rigoureuse application plutôt qu'à les étendre, les indications thérapeutiques d'un moyen dont il devrait chercher à propager l'emploi.

C'est pourtant pour Royan ce que j'ai voulu faire encore dans un traité plus étendu que je dois publier sur les bains minéraux et sur les bains de mer que je compare entre eux.

Peut-être n'est-ce pas après tout le moyen le moins sûr de les recommander. Pour être plus nouveau, il n'en est pas moins bon. Il est, dans tous les cas, de tous le plus honnête.

Combien aux bains de mer, comme aux bains minéraux de France que j'ai presque tous visités ; aux Pyrénées comme en Savoie, en Suisse, dans les Cévennes, au Jura et dans les Vosges etc., n'ai-je pas rencontré de ces malades auxquels ces eaux ne convenaient en aucune façon ; que les occasions, le caprice ou leur goût y avaient seuls conduits, ou qui y avaient été envoyés sur de fausses indications, par des médecins très-habiles sans doute, mais trop peu habitués aux eaux !... On ne peut tout savoir. Socrate disait, lui, qu'il ne savait qu'une chose, c'est qu'il ne savait rien...

De quelque manière qu'on l'envisage, et sous quelque forme qu'on l'emploie, la médecine des eaux n'est jamais indifférente, et demande toujours, dans son application, une juste appréciation, une sage mesure, une grande réserve.

Combien de touristes et de gens bien portants, conduits par le plaisir et les distractions, qui pour donner à leur séjour un prétexte d'utilité, croyant, par occasion et sans inconvénients, pouvoir prendre les eaux, se sont rendus malades !...

Combien de convalescents qui, pour mieux profiter du temps de la saison, font abus des boissons, multiplient imprudemment les douches et les bains, en prolongent la durée au delà de ce qu'il faut et donnent lieu à des accidents qui, loin de hâter leur guérison, ne font que la retarder et les forcent bien souvent à suspendre le traitement qu'ils avaient commencé !

Après la large part faite de nos jours, dans le cadre nosologique, aux eaux minérales proprement dites, il n'en resterait plus une bien considérable à l'emploi thérapeutique des bains de mer, qui eux aussi sont des bains minéraux, et de l'hydro-thérapie et la plus énergique.

Aussi bien si la douche ne tombe pas de haut, elle est poussée de loin en masses colossales qui, mieux et plus large-ment que tous les appareils, saisissent les malades, les sou-lèvent, les enveloppent et prennent, quand il faut, toutes les formes qu'on veut, locales ou générales, en lames ou en arro-soir, en bruine ou en cercles, froides ou tempérées.

Aux Stations maritimes donc :

Le lymphatisme, le rachitisme, l'atonie générale, l'épuise-ment résultant du travail, des plaisirs et des chagrins, les en-gorgements ganglionnaires, les chétiveries de l'enfance ac-quises ou héréditaires, les scrofules, la tuberculose, et même les tubercules à leur premier degré que l'atmosphère mari-time seule est puissante à détruire, dont elle peut seule aussi arrêter les progrès, empêcher les désordres que, parvenus à un degré plus avancé, tous les remèdes et les eaux minérales se donnent vainement la prétention de guérir. Ce n'est certes pas là le côté le plus gai ; mais c'est le plus utile : *Principiis obsta.*

Aux Stations maritimes encore :

Toutes les constitutions fatiguées et débiles, sans maladies bien caractérisées, chez lesquelles les forces de la nature n'ont besoin que d'être soutenues, doucement excitées, les magis-trats ennuyés des sentences, les financiers et les commerçants absorbés dans leurs spéculations et leurs calculs, le savant dans ses recherches, le poëte et l'écrivain qui ont besoin d'in-spirations nouvelles, tous ceux enfin que l'amour des voyages ou les plaisirs attirent.

A elles enfin :

La jeunesse des écoles, l'adolescence attardée, l'intéres-sante pâleur de la jeune fille qui se changerait en une pâleur

maladive sans une bonne hygiène et quelques moyens toniques
et généraux capables d'activer le principe vital ; les fatigues
de la mère jeune encore, mais épuisée de soins et de sollicitudes,
celles que des accidents énervent et débilitent. La foule des
enfants, troupe joyeuse et folâtre, capable toute seule d'animer un pays, de l'égayer et de l'embellir.

N'est-ce pas pour les bains de mer un assez beau partage ?

Arrière au contraire toutes les maladies aiguës, les lésions
organiques, les maladies du cœur, les anévrysmes. Les constitutions pléthoriques trop fortes ou trop faibles, toutes celles
menacées de congestion cérébrale, les vieillards exténués et
les femmes enceintes, tous les tempéraments trop faibles pour
fournir à une réaction suffisante après les bains de mers.

Nous n'avons pas non plus, malgré l'autorité de certains
praticiens, confiance en leurs effets dans le traitement de certaines névroses, de l'épilepsie, de la chorée, de l'hypochondrie,
et des palpitations nerveuses, à moins qu'on ne veuille, avec
plus de raison, attribuer ces guérisons aux influences seules
des climats, au changement de séjour et aux distractions que
procurent en général les voyages.

Quoique d'intéressants mémoires aient été publiés dans ces
dernières années sur cette ressource importante de l'art de
guérir, que des vues toutes nouvelles aient été indiquées pour
son administration ; la thérapeutique est loin d'avoir dit son
dernier mot sur tous les avantages qu'on a lieu d'en attendre.
Ce sont ces vues nouvelles qui ont donné à cette étude une
plus grande extension en y rattachant comme circonstance
intégrante de l'hydrothérapie maritime celle de l'atmosphère,
de l'état de condensation de l'air et des conditions géographi-
ques et météorologiques des lieux.

C'est ce qui a fait naître l'idée aussi de demander au gouvernement l'établissement, dans certaines stations maritimes,
notamment sur les Côtes-du-Nord, de maisons spéciales propres à recueillir les enfants qui paraissent atteints de vices

constitutionnels. C'est là ce qui a inspiré de même le mémoire remarquable lu, en 1865, au Congrès scientifique de Bordeaux, par le D^r Sarrame a, sur la nécessité d'établir, dans le même but, à Arcachon, un hôpital du même genre.

Arcachon qui a toutes les sympathies de Bordeaux et qui a pour lui aussi la haute protection, et la toute-puissante influence d'un des plus riches et des plus habiles financiers devait naturellement avoir, pour la réalisation de ses idées philanthropiques, les préférences de notre confrère.

Et de fait c'est bien certainement dans les Stations maritimes du Midi, dans un climat tempéré et plus chaud qu'un établissement de ce genre doit mieux trouver sa place que dans l'atmosphère froide, et sans cesse chargée d'humidité et de brouillards de nos côtes du Nord. Mais à combien de titres, Royan, par sa position, ses immenses ressources, et tous ses agréments n'aurait-il pas de droits à cette préférence !

C'est là une question d'hygiène et de philanthropie qui est encore à l'étude, que la science ne peut tarder à éclairer et dont l'administration enfin ne peut manquer d'étendre l'application en faveur de localités plus favorablement placées pour atteindre ce but.

Si, comme nous sommes disposé à le croire, le tubercule n'est pour les organes intérieurs qu'une manifestation particulière du vice scrofuleux, et si, d'un autre côté, il est constant pour tous que l'atmosphère et l'hydrothérapie maritimes soient les moyens les plus avantageux pour corriger ses effets et arrêter son développement, il est évident que comme traitement prophylactique et curatif (dans les limites où cette maladie est curable), la thérapeutique n'a pas de ressources plus précieuses. Ce sont alors, comme on l'a dit, le séjour maritime, le bain atmosphérique, la brise de mer, véritable douche d'air médicamenteux, qui guérissent les malades en modifiant profondément l'hématose. Mais il faut pour cela les prendre de bonne heure.

D'un autre côté, on connait assez aujourd'hui les effets thérapeutiques des médications par l'iode et le brome pour juger de ceux que doivent produire sous ce rapport, les bains de mer comme spécifique des diathèses lymphatique, scrofuleuse et rachitique, et on comprend tous les avantages qu'on peut ajouter encore à l'administration des bains de mer ordinaires en y faisant entrer, comme l'a proposé, dans un mémoire sur les eaux mères des salines, le Dʳ Carrière, et comme on l'exécute depuis quelques années déjà au Croisic, en mêlant aux bains d'eau de mer chauffée, une certaine quantité de ces eaux mères.

Plus qu'aucune autre station maritime, Royan, s'il en avait besoin, pourrait offrir cette facilité par sa proximité des salines dont on peut recueillir le résidu laissé par la salification et que l'on peut avec bien plus d'avantages encore remplacer par les sucs gélatineux obtenus par expression ou par décoction concentrée de varecks et d'algues marines dont les rochers de la côte sont couverts, ou en mettant plus simplement encore une certaine quantité de ces plantes marines en macération dans le bain, ou enfin des cendres provenant de leur incinération.

On réaliserait de cette manière tous les avantages des bains à l'eau de mer comme on les administre en certains endroits, et en même temps des bains minéraux salins les plus vantés.

Mais pour arriver à un pareil perfectionnement, et donner à l'hydrothérapie maritime, toute l'importance qu'elle doit avoir, il serait de première nécessité que dans toutes les stations auxquelles on veut attribuer le nom de *Thermes maritimes* on fût pourvu non-seulement d'une plage convenable, d'une exposition salubre et commode, mais encore de toutes les installations et de tous les appareils en usage aujourd'hui dans tous les établissements hydrothérapiques proprement dits.

Mieux que toutes les autres localités, mieux que toutes les

grandes villes, surtout, où la vie est si chère et l'espace si restreint, Royan, mieux que toutes les autres stations maritimes, peut réaliser tous ces perfectionnements. La nature bien mieux les y à tous formés.

Tous les établissements de bains de mer devraient être pourvus d'une piscine en plein air, vaste et peu profonde.

Dans quelques endroits privilégiés, comme Royan où la côte est bordée de falaises élevées, au pied desquelles la mer a creusé, en différents points des excavations étendues et des anfractuosités profondes que chaque marée remplit de manière à former de petits lacs (*Lagottes* en termes du pays), où l'eau chauffée par le soleil, d'une marée à l'autre, forme un bain tiède des plus agréables, la nature a en partie pourvu à cette nécessité et donné tout au moins l'idée d'une médication qu'il serait facile de généraliser et de faire fructifier à peu de frais, en donnant à plusieurs de ces petits lacs, comme nous avons commencé dejà à l'exécuter à Fontaillac, plus de régularité et une plus grande étendue.

Quels bains plus propres que ceux-ci à habituer insensiblement les enfants timides, les constitutions délicates et nerveuses à l'action trop stimulante d'abord des bains en pleine mer, au choc vigoureux de la mer agitée!... Avec bien plus d'efficacité ils peuvent remplacer les bains d'eau de mer chauffés artificiellement. On peut même les rendre encore plus actifs, comme nous l'avons dit, en y ajoutant, si l'on veut, les plantes marines triturées ou réduites en cendres, qui renferment de l'iode et du brôme, ou, selon les besoins, une certaine quantité d'eaux mères des salines qui se trouvent dans les petits trous de rocher situés aux environs, ou d'une proportion plus considérable de principes salins qui se forment d'ailleurs tout naturellement par l'évaporation que l'eau de mer ainsi retenue dans ces réservoirs éprouve sous l'action du soleil.

C'était là un nouveau perfectionnement, une compensation

nécessaire à apporter à nos bains de Royan, depuis surtout qu'on en a retranché une partie essentielle, la baignoire la plus utile, l'Arcachon de Royan, par le comblement regrettable pour tant d'autres raisons aussi de cette portion retirée de la Grande-Conche qui se trouvait si heureusement protégée par la jetée du port et l'abri de la ville, où la mer, à la fois plus tranquille et plus chaude, offrait aux constitutions débiles, aux enfants trop faibles qu'on a souvent besoin de beaucoup ménager, des bains plus tempérés. Cet emplacement est occupé aujourd'hui par un joli squarre, mieux placé qu'une église qu'on voulait y construire ; mais qui aurait été mieux employé encore à l'établissement d'un bassin de natation, fermé par une écluse : véritable piscine à grandes dimensions...

Peut-être pouvait-on objecter autrefois que ce point étant celui où se rendait une partie des eaux ménagères de la ville, cette idée était de nature à faire naître une certaine répugnance. Mais ce motif s'il était réellement sérieux, ne peut plus l'être aujourd'hui, qu'un aqueduc collecteur rejette au delà du port toutes les immondices.

Les habitants des côtes qui instinctivement usent pour leurs douleurs des bains tempérés des *Lagottes*, en retirent des avantages que jusqu'ici l'on n'a pas assez bien observés. Redisons-le encore :

Quels bains plus agréables et plus salutaires que ces bains en plein air, sous l'action doublement vivifiante du soleil et de la brise, du large, dans une eau dont tous les principes minéraux se trouvent concentrés, auxquels il est possible d'a·jouter, si l'on veut, et que chaque marée sans peine et sans dépenses renouvelle à souhait.

C'est donc là une précieuse ressource à laquelle jusqu'ici on n'avait pas songé, qui permet aux malades de graduer le remède selon les besoins de leur état et selon l'obligation d'attendre forcément les heures de la marée qui n'a pas toujours lieu à des heures commodes.

Les crabes qu'on pourrait craindre d'y rencontrer n'y séjournent jamais parce que les bords de ces baignoires sont lisses, et qu'ils ne trouvent pas pour s'y cacher des algues ou des trous. Pour plus de sûreté, la pèche avant le bain. C'est un plaisir de plus.

On pourrait donc ainsi, avec plus d'avantages que dans un établissement fermé, dans des cabinets étroits où l'on étouffe, disséminer, comme nous avons commencé à le faire, le long de la côte, au pied des falaises et sur la roche plate sur laquelle elles s'appuient, un certain nombre de ces piscines de dimensions variables, dont la nature elle-même a désigné la place, dont elle offre les rudiments et où les malades pour lesquels l'usage des bains de mer tranquilles, tièdes et médicamenteux pourrait être indiqué, auraient ou chacun sa baignoire, ou se réuniraient comme dans certains établissements thermaux pour y causer et s'y distraire.

Pendant la durée de ces bains, les vêtements étendus sur les saillies que forment les rochers de distance en distance y seraient réchauffés par les rayons solaires plus agréablement que par la chaleur des étuves, et donneraient lieu aussi à une réaction, et plus douce et plus prompte.

Pour les localités favorisées comme Royan, dépenses inutiles que celles des piscines dans un établissement fermé. Celles-ci comme les baignoires, dans la belle saison, sont tout au plus nécessaires dans les endroits dépourvus de rochers où la plage est sans cesse couverte de vase ou de galets.

De pareils réservoirs, si on en construisait, seraient à nettoyer à toutes les marées qui y apporteraient de quoi les combler.

La même difficulté se présenterait encore sur les plages tout à fait sablonneuses comme à Toulon, à La Tremblade et aux Sables-d'Olonne, dans certains bassins clos, comme celui d'Arcachon, entourés de tous les côtés de dunes et de pins.

Dans nos autres stations des bords de l'Océan à Biarritz, à

Pontaillac, à St-Georges et à Royan, la nature a tout fait pour y procurer, en même temps que la marée montante et la lame du large, tous les avantages qu'on trouve dans les bains sur les bords de la Méditerranée où la mer, toujours au même niveau, ne pourrait qu'au moyen d'appareils dispendieux alimenter les réservoirs qu'on y établirait et en renouveler l'eau.

Si la température naturelle est une des causes principales qui donne aux bains minéraux en général et aux bains de mer en particulier, leur plus grande valeur thérapeutique, on comprendra sans peine tous les avantages qui doivent résulter d'une calorification par l'action solaire sur ceux que doit produire la simple action du feu. L'une rend plus complète l'agrégation des éléments minéraux, souvent l'autre au contraire les désunit et les décompose.

Grâce à l'idée nouvelle que nous proposons d'une manière générale pour tous les bains de mer où elle est praticable et dont nous nous attachons, depuis quelques années, à poursuivre à Royan la réalisation, tous les degrés d'action dans l'administration des bains de mer pourront donc être atteints.

L'établissement à Royan de piscines en plein air, inconnues jusqu'ici, était donc une ressource qu'il fallait ajouter à celles qu'il possède.

Nous en dirons de même de l'usage en plein air des bains de sable chaud, un peu comme partout qu'on redoute parfois, mais qui ont bien aussi leurs indications.

Ce mode de traitement qui dans son application la plus simple, consiste à creuser dans le sable, dans les lieux exposés à l'ardeur du soleil, une fosse dans laquelle on enfouit une partie du corps ou le corps tout entier, constitue aujourd'hui une pratique trop vulgaire et s'appuie sur des faits beaucoup rop authentiques pour ne pas être relevée de l'espèce de discrédit et de dédain dans lesquels elle était tombée.

Moyen dangereux certainement comme tous ceux dont

l'emploi n'est pas bien défini et l'application irrégulière ; mais qui n'en est pas moins, avec certains perfectionnements et une surveillance attentive, susceptible de procurer, dans certains cas, les résultats les plus avantageux. Ce sont ces résultats apparemment qui ont fini par porter quelques établissements maritimes, même des moins favorablement situés, à s'en approprier l'usage.

Dans quelques-unes de ces stations, en effet, dépourvues de plages et de dunes, le moyen consiste à placer dans des cuves du sable qu'on apporte de loin, qu'on chauffe, et dans lequel on plonge tout le corps ou la partie malade.

Mais pour le bain de sable, comme pour le bain de mer dans les piscines, la calorification par les rayons solaires est infiniment préférable à celle par le feu.

Tout le temps que le malade y doit rester, il est seulement prudent qu'il ait la tête couverte d'un large parasol.

Véritables étuves en certains cas , hydropathie aussi de la plus simple espèce, on peut prévoir d'avance tous les inconvénients et tous les avantages qu'avec de sages conseils et une grande surveillance on peut retirer au besoin de ce puissant moyen.

Ces bains peuvent être employés avec le sable sec ou humide.

Le bain de sable sec en plein air, à l'ardeur du soleil, ne peut être que dangereux pour les constitutions fortes et pléthoriques. Il expose, sans précautions, aux congestions cérébrales et aux apoplexies. Il faut dans ce cas le proscrire d'une manière absolue.

Pour les bains de sable comme pour les bains de mer, une distinction importante est à faire. De même que les bains de mer chauds les étuves, les vaporiums, les douches générales et locales dans un établissement hydrothérapique spécial deviennent un complément indispensable dans un grand nombre de cas, des bains froids à la mer, de même les bains de sable humide ou sec, froids ou chauds, ont une action différente, et deviennent des procédés nécessaires a ajouter à l'administration ordinaire. C'est un procédé de sudation d'une application plus facile et en même temps d'une énergie supérieure à tous les autres.

La chaleur sèche et la chaleur humide n'exercent pas sur l'organisme les mêmes influences. La peau ne la supporte pas au même degré de température, et l'action thérapeutique et physiologique varie nécessairement selon qu'on a recours à l'une ou à l'autre.

Le bain de sable humide n'est que l'hydrosudopathie dont on a trop exagéré tous les avantages et les inconvénients pour que j'entreprenne de rentrer ici de nouveau dans un examen critique à ce sujet. Les traités spéciaux en ont assez parlé.

Utile dans certaines constitutions susceptibles d'un degré suffisant de réaction vitale, sans lésions organiques, dans certaines névroses surtout, elle ne peut produire, dans d'autres circonstances, que de funestes effets.

Au lieu du drap mouillé, c'est la couche de sable qui doit ormer l'enveloppe du corps ou des parties malades. Mais la pression est ici bien autrement considérable, et l'on comprend tous les dangers qu'elle pourrait avoir dans le cas d'une forte oppression, par exemple, d'une dyspnée considérable et d'un obstacle mécanique à la circulation.

L'effet immédiat du bain de sable chaud lorsqu'il est indiqué est de pouvoir se prolonger plus longtemps, si l'on veut, que celui de l'eau chaude. La peau ne rougit pas ; au lieu de se ramollir et de se rider elle se tend. Les veines sont à peine distendues et souvent beaucoup moins apparentes. Dès les premiers moments de l'application, la douleur diminue. Si le remède n'est pas toujours suffisant pour guérir, il produit dans tous les cas un prompt soulagement,

Les effets consécutifs n'en sont pas moins extraordinaires aussi.

Tandis que les bains de sable chaud et humide favorisent les congestions, ce qui convient à merveille, dans certains cas d'atonie et de paralysie locale, les bains secs au contraire portés graduellement à des degrés élevés, triomphent à la longue de ces congestions locales en déterminant une déplétion qui, d'abord, ne persiste pas au delà du temps pendant lequel on administre le bain sec, mais qui, à mesure que les bains se répètent, finit par conduire, par une amélioration successive, à la guérison complète.

La marche des congestions localisées dans certaines affections comme le rhumatisme goutteux, est telle qu'à la suite de fluxions successives elle transforme un état chronique en un mal très-aigu. La maladie, à chaque attaque nouvelle, tend aussi à gagner du terrain et à se généraliser.

Ce n'est pas, par conséquent, un remède tout à fait sans importance que celui qui a pour effet de combattre ces états congestifs à mesure qu'ils se renouvellent.

Les émissions sanguines auxquelles on a recours ordinairement dans ce cas, ne peuvent se répéter indéfiniment.

Les bains de sable sec ont l'avantage de pouvoir se prolonger et se répéter autant qu'on le veut, de manière à égaler en persistance et en ténacité le mal auquel on les oppose.

Ces bains conviennent donc principalement à réprimer les afflux sanguins congestifs qui ont lieu dans les maladies chroniques ou qui en marquent le début. Ils s'appliquent aussi surtout aux affections de ce genre dont les membres sont le siége, qu'elles occupent les muscles, la continuité des os ou de préférence les articulations. Mais quand la congestion n'est que le premier cas d'une inflammation franche qui doit se terminer par suppuration, il faut s'adresser à d'autres moyens.

Les bains de sable ne peuvent donc, eux aussi, être administrés sans discernement.

Réduits à leurs véritables indications, les bains de sable chaud ou humide n'en sont pas moins, dans certains cas particuliers, une précieuse ressource.

On voit, sous leur influence, se dissiper sans qu'on eût osé y prétendre, des nodosités articulaires, des périostites chroniques avec tuméfaction de l'os se résoudre aussi sous l'influence prolongée de ce seul traitement, ainsi que certains engorgements ganglionnaires d'une spécificité douteuse.

Les effets sudorifiques de ce procédé sont analogues à ceux provoqués par le séjour dans l'étuve sèche. Il n'est pas douteux, en outre, que la présence des principes salins ne donne à l'arénation une plus grande force diaphorétique ; on pourrait y associer les boissons froides pendant l'opération et l'immersion froide après le bain pour compléter la pratique du D$^r$ Fleury.

Si nous avions un moyen commode à proposer pour élever d'une manière constante et régulière les bains de sable, à la température qu'on voudrait, ce serait de disposer çà et là, sur la plage, dans les endroits que n'atteint pas la marée, de petites serres portatives en cristal, qu'on placerait à volonté dans les points les plus convenables et les mieux exposés au soleil, de manière à en concentrer les rayons et à donner au sable, à la place où devrait être plongé le malade, un degré de chaleur plus élevé si on le jugeait nécessaire.

La santé des hommes mérite bien au moins autant de peines et de soins qu'on en prend pour faire pousser les asperges et mûrir les melons.

Piscines salées en plein air, à l'abri des falaises, pour les sujets pusillanimes, pour les constitutions faibles et délicates. Bains de sable, etc., et étuves sur la lisière des bois, dans l'atmosphère balsamique de l'immortelle, de l'œillet sauvage et des émanations résineuses des pins, voilà le complément de la médication maritime sur laquelle il est bon d'attirer l'attention.

---

## CHAPITRE VIII.

*Avantages de Pontaillac.* — Sa situation, sa conche, ses rochers, sa forêt, ses hôtels.

*Agréments de Royan.* — Ses ressources pour l'alimentation. — Poissons. — Viande. — Coquillages. — Les huîtres. — Vins. — Légumes. — Gibier. — Logements. — Hôtels différemment exposés. — Agréments et distractions intérieures. — Promenades. — Casino. — Bals. — Concerts. — Jeux. — Cabinets de lecture. — Courses de chevaux — Régates. — Inspirations poétiques. — Ecrivains. — Distraction pour les enfants. — Gymnase. — Guignol.

Et puisqu'il ne s'agit encore ici que de Royan, nous devons dire, en résumé, que sous le triple rapport de ses dispositions hydrographiques, géognosiques et topographiques il n'a absolument rien à envier aux autres stations.

Pontaillac, qui bientôt est uni à la ville par de gracieux chalets, de superbes hôtels et de magnifiques constructions échelonnées sur la route qui y conduit, a sa conche sablée d'une étendue de 4 à 500 mètres, bornée au Midi et au Nord par des falaises couronnées de belles habitations, d'où l'on descend à la mer par des escaliers taillés dans le roc. Du côté de la terre, la ceinture de pins dont elle est entourée et de belles demeures offrent aussi aux baigneurs qui veulent être tranquilles un séjour retiré, des sentiers ombragés, et pour ceux qui cherchent des distractions, des cafés, des journaux, des montagnes russes, des appareils gymnastiques et des jeux de toutes les espèces. A cinq cents mètres au plus du Casino de Royan, un service d'omnibus s'y fait sans intervalle, c'est là qu'affluent surtout les baigneurs élégants, les baigneuses hardies. On a dit de ce *Diamant encadré* des choses trop jolies pour que je veuille et je puisse en rien dire de plus. C'est la position à nulle autre pareille d'un établissement hygiénique pour l'enfance.

Il faut aux bains de mer des ressources pour la vie, des distractions et des plaisirs, et sous tous ces rapports rien ne manque à Royan.

On sait quelle influence exercent, en général, l'atmosphère maritime et le voisinage des côtes sur les fonctions digestives. Les baigneurs ont souvent à se prémunir contre cet appétit factice qu'ils excitent. Mais la mer seule fournit de quoi les satisfaire.

A l'embouchure d'un grand fleuve comme se trouve Royan, les baigneurs n'ont qu'à choisir, selon leur goût, l'espèce de poisson qui leur convient le mieux, tous les poissons d'eau douce et tous ceux de la mer, les anguilles, la carpe, la lombine, le mulet, le homard et la sole, le grondin délicat et l'énorme esturgeon. La sardine à laquelle Royan donne son nom, les crabes et les crevettes habitants des rochers, et tous les coquillages de toutes les espèces, et ce précieux mollusque répandu aujourd'hui dans tout le continent, que Marennes fournit et que Royan expédie chaque jour par Bordeaux en telle profusion, qu'on a de la peine à comprendre que la production puisse longtemps suffire à la consommation.

C'est la nourriture choisie pour les convalescents et pour les estomacs faibles et délicats. Les éléments qui entrent dans sa composition expliquent d'ailleurs parfaitement les qualités digestives dont il jouit.

L'eau salée qu'elle renferme, par sa fraîcheur et son goût, donne aussi à l'estomac une certaine stimulation qui en active les fonctions. Cette eau, animalisée et minéralisée, aurait même, de l'avis de quelques médecins, des propriétés toniques et médicales qui se rapprocheraient beaucoup de celles de certaines eaux minérales sodiques les plus accréditées. Ce qu'il y a de certain, c'est que l'analyse chimique y découvre en effet, dans des proportions notables, des chlorures de magnésie et de chaux en même temps qu'une certaine quantité d'osmazone. N'est-il pas permis de croire aussi que ce mollusque, vivant dans un milieu fortement iodé et jouissant d'une certaine manière des propriétés de cette même substance, doit communiquer aux organes, sans les fatiguer, ces effets reconstituants que réclament certaines maladies de l'estomac, et qu'il contient pour les constitutions lymphatiques et débilitées de certains enfants, en même temps qu'un aliment des plus agréables, un médicament des plus commodes et des plus efficaces.

La viande de boucherie doit aussi ses qualités supérieures aux excellents pâturages salés qui avoisinent Royan.

Les légumes y sont aussi bons qu'abondants.

Quant aux boissons enfin, c'est là un avantage dont se trouvent privées presque toutes les stations de bains de mer et un des principaux que possède Royan.

Les vins blancs de Médis et de Sémussac, qui moussent et qui pétillent, procurent aux baigneurs, avec les huîtres vertes, les meilleurs déjeuners. Les vins rouges ordinaires ont leur réputation, et quant aux autres vins d'un ordre supérieur, les hôtels de Royan et les particuliers seraient bien à blâmer, s'ils ne faisaient pas tous une ample provision de tous ceux du Médoc, dont on ne peut jamais trop vanter l'excellence.

Une traversée de deux heures ou de trois heures au plus leur permet toujours d'aller, quand ils veulent, chercher, dans les bons crus, tous les vins qu'ils leur faut, en se donnant le soin de les accompagner jusqu'à destination, pour que les bateliers, habiles à ce métier, ne puissent pas, dans le trajet, en soustraire et y mettre de l'eau à la place.

Grâce à ces précautions, que tout le monde prend, on trouve à Royan des maisons de commerce, mieux fournies et plus sûres que celles de Bordeaux, parce qu'à Royan on n'a guère en vue que le détail et la consommation locale, pour attirer aux bains, par ce moyen, qui en est un aussi, des baigneurs plus nombreux; tandis que de Bordeaux tout s'expédie au loin, sous le prestige seul de la réputation.

La chasse n'offre pas à la table moins de ressources et de jouissances.

Dans les terriers et les dunes, le lièvre et le lapin tout parfumés de serpolet et de thym.

Dans les plaines voisines, la caille et la perdrix, qui attendent les vents pour passer en Provence et traverser la mer.

Aux bains de mer, le choix des habitations doit répondre aussi aux règles ordinaires de l'hygiène et varier selon les caractères des diverses affections. Où trouver sous ce rapport plus de conditions favorables que n'en offre Royan?

Bâtis sur un rocher, les quartiers neufs de la ville ont une exposition directe en face de la mer.

L'autre partie, qui descend en pente ménagée du côté de la Grande-Conche que bornent les boulevards, de belles promenades, une forêt de pins et de petites dunes, se trouve être à l'abri de presque tous les vents.

Sans être protégée par aucune puissance, comme celle qui a transformé Arcachon, cette forêt de pins, lorsqu'elle aura grandi, promet également d'agréables ombrages, si l'Etat en accorde au public royannais la libre fréquentation : Un boulevard tout du long, bordé de beaux chalets et qui suivrait la conche jusqu'à Vallière serait vraiment magique. Il ne faudrait, pour cela, qu'exécuter les plans donnés depuis longtemps par M. Sabattier.

Royan, avec ses dunes, ses rochers et ses pins, les belles expositions de ses habitations, offre donc aussi, pour tous les goûts et toutes les constitutions, toutes les conditions les plus avantageuses.

Quel type plus complet, si comme succursales à cette station si bien dotée, on a, pour ménager les forces de quelques malades, besoin de rechercher les influences moins excitantes encore, en se réfugiant à Saint-Georges de Didonne et même à Méchers, où se trouvent aussi des conches très-commodes, des forêts, des rochers et de charmants chalets.

Saint-Georges et Royan n'ont auprès d'eux ni vase ni marais. L'atmosphère maritime qu'on y respire est des plus pures et, à tous les points de vue, doit être aussi des plus salubres.

Là se rencontrent à la fois les promenades et les concerts, la musique et les bals. Le Casino de Royan, un des plus gracieux qu'on puisse avoir aux bains, avec ses jardins les plus frais et les mieux exposés, les cercles et les théâtres, les curiosités de la nature et de l'art, et ce spectacle toujours si animé de cette vaste mer où viennent se perdre les eaux du plus beau de nos fleuves, et à l'entrée duquel viennent forcément se rendre et se croiser de tous les points du globe et à toutes les heures, ces bâtiments de toutes les formes et de toutes les dimensions que le commerce appelle vers un de nos ports les plus riches et les plus animés.

Ajoutez à tout cela les courses de chevaux, sur la Grande-Conche, dont le sable solide forme le plus bel hippodrome ; les joûtes nautiques, plus faciles ici qu'en aucun lieu du monde, qui peuvent prendre ici toutes les proportions et simuler en petit les évolutions d'une flotte. Les hauteurs qui bordent le rivage, les boulevards de la ville, permettent à tous les spectateurs d'en suivre les mouvements. Pour la lutte à la rame, aucune station maritime ne peut offrir autant de facilités que la conche de Royan.

Les podoscaphes, les joûtes aux tonneaux ne sont également possibles, sans danger, que dans un endroit comme ici abrité et peu profond.

Là se trouvent les beaux sites et les belles campagnes, tout ce qui peut donner des inspirations douces et poétiques, puisque c'est là que sont nés, sur l'amour, la femme et la mer, de délicieux poëmes et quelques ouvrages aussi dignes de souvenir, remplis de sentiments, mais dont nous n'avons

point ici, au point de vue de l'histoire naturelle et de la phi-
losophie, à faire ni l'éloge ni la critique....

L'influence active et réciproque du moral sur le physique
est un fait constaté et devenu vulgaire.

Or, que faut-il à des baigneurs, qu'ils soient malades ou
non malades, habitués la plupart au séjour des grandes villes? Quelque chose qui leur rappelle des distractions qu'ils
ont quittées. A ceux de la campagne, des plaisirs que chez
eux ils ne peuvent avoir. Toutes ces distractions se rencontrent ici associées à celle qu'une belle campagne peut auss
leur offrir.

Il est indispensable enfin que les endroits de bains soient
assez importants pour y trouver tous les approvisionnements
et toutes les ressources dont ou aurait besoin. Sans cela, que
voit-on? Des établissements perdus sur une plage déserte,
quelques rares chalets dont l'élégance et la beauté ne con-
trastent que plus tristement avec les lieux sauvages où on les
a placés. Telles sont les conditions de la plupart des bains.

Ce n'est pas là Royan.

Ville naissante et bientôt de commerce important, elle est
abondamment pourvue de toutes les ressources.

Pour les baigneurs qui veulent des distractions, une existence active, un mouvement réparateur, le Casino tout seul,
avec ses jardins, son orchestre, son théâtre et ses bals, répond et au delà à toutes les exigences.

Réunions tous les soirs. Une fois par semaine, bal pour les
enfants. C'est dans ces réunions que chacun fait son choix.
C'esl là que se fait, sans qu'on s'en doute, l'éducation de la
vie ; que se préparent des connaissances que l'on retrouve
plus tard avec un grand plaisir. Tous les samedis, de grands
bals auxquels on ne peut que reprocher un peu trop d'élégance et un luxe trop grand. Les autres jours, concerts.

Les bals, dans la plupart des stations minérales, où l'on
envoie les malades atteints d'affections aiguës ou chroniques

de l'appareil de la respiration, de la circulation et des reins, sont un exercice proscrit avec raison.

Aux bains de mer, où ils constituent pour un grand nombre de malades, pour les enfants surtout, dont la constitution a besoin d'être fortifiée par le mouvement et des exercices gymnastiques, les bals sont un moyen hygiénique des plus avantageux, à la condition, toutefois, de ne pas se prolonger dans la nuit. C'est le rendez-vous de la belle jeunesse, et c'est par-dessus tout ce qui brille à Royan.

Pour cette classe de malades, la plus intéressante, tout est organisé.

Sur toutes les promenades et dans les jardins du Casino, des tirs à l'arbalète et au pistolet, les théâtres de Guignol et de Polichinelle, dont les scènes, même pour les grandes personnes, ne sont pas sans attrait, tant la nature et la vérité ont de puissance, et auxquelles assistent, non sans quelque plaisir, mais sans en convenir, les papas et les mamans, tout en disant n'y être que pour la distraction de leurs petits enfants.

Quel lieu plus propice pour les fêtes publiques, les illuminations et les feux d'artifice.

Promenades partout, et sur terre et sur mer.

---

## CHAPITRE IX.

*Côte d'Arvert.* — Dunes. — Leur envahissement. — Semis, obstacle à l'envahissement des Dunes. — Manière dont se font les Semis. — Précautions qu'ils réclament. — Ensemencement naturel. — *L'Eguille.* — Sa jetée de coquilles d'huîtres. — *Mornac.* — Son église. — Son château. — Ses souterrains. — *Marennes.* — Son église. — Son établissement de produits chimiques.— *Brouage.* — Ses remparts. — Dépôt de poudres. — *Marais salants de la Sendre.* — Claires. — Parcs aux huîtres. — Ostréoculture. — Leur pêche. — Etendue de leur commerce. — Pêche aux autres coquillages. — *Médis.* — Son église. — Ses vins. — *Saujon.* — Son port. — Son commerce de poissons salés. — Antiquités romaines des environs. — Pyrelonge. — Terrier de Toulon. — Camp des Jules César. — Médailles-Mosaïques. — *Rochefort.* — Son arsenal. — Son hôpital. — *Ile d'Aix.* — Forts d'Enette et de Boyard. — Episode des guerres de l'Empire. — Les brûlots. — Embarquement de Napoléon Ier. — *Saintes.* — Ses monuments. — Antiquités romaines. — *Pons.* — Son histoire.
*Promenades au voisinage de Royan.* — *Saint-Georges de Didonne.* — Sa conche et ses bains. — Ses chalets et son parc. — *Susac.* — Son fort. — Constructions nouvelles. — Découverte de ruines. — Légende.
*Promenades dans l'intérieur de Royan.* — Boulevards. — Forêt. — Promenades sur les rochers et sur la conche. — Coquillages sur la plage. — Usages qu'on en fait. — Fleurs artificielles, etc.
*Bateau à vapeur.* — Ses départs. — Son arrivée. — Voisinage de Royan avec Bordeaux. — Avantages de ce rapprochement.

Une des plus hardies et des plus émouvantes, est celle qu'on doit faire à la tour de Cordouan.

Le bateau à vapeur permet chaque semaine, aux baigneurs étrangers, deux voyages institués en vrais trains de plaisir.

Pour nous, nous préférons (souvenir de jeunesse!!!) les bâtiments à voile, la chaloupe légère qui obéit aux flots et s'élance, imprudente, au milieu des dangers, au secours des navires venus du bout monde, pour les conduire au port.

C'est là qu'il faut aller en un jour de tempête pour jouir de la beauté de la mer en courroux.

L'immensité des mers vaut l'aspect des montagnes; elle fait autant rêver.

L'aspect d'une tempête exige autant de cœur que l'ascension des pics, et offre un aussi beau tableau qu'un lever du soleil au sommet des montagnes.

TOUR DE CORDOUAN.

La tour de Cordouan mérite une description particulière, et son histoire une mention détaillée,

Situé à une égale distance de Royan et de la pointe de Graves, entre les deux passes de la Gironde, le phare de Cordouan, assis sur un îlot rocheux, qui probablement faisait partie du continent, fut bâti par ordre du prince Noir, vers le moyen âge, et reconstruit en 1584 par Louis de Foix. Il se composait alors de deux étages, d'une architecture différente, l'une d'un ordre dorique et l'autre de l'ordre corinthien, avec chacun une galerie et une balustrade. Mais au commencement du siècle, un ingénieur abattit les deux étages supérieurs pour élever la tour telle qu'elle est, à 72 mètres au-dessus du niveau de la mer. Il faut gravir un escalier de 325 marches pour atteindre la plate-forme, que surmonte la lanterne.

Le plateau sur lequel est construite la tour, est recouvert, à marée haute, de trois à quatre mètres, et lorsque la mer est basse, reste à découvert dans une étendue de près d'un kilomètre.

La base de la tour a une circonférence de plus de 300 pieds. Elle est entourée d'une cour, d'une sorte de môle en maçonnerie formée de blocs de pierres parfaitement unis, d'une circonférence de près de 1,500 pieds, d'une hauteur de 10 à 11 pieds, destiné à faire obstacle au choc violent des vagues.

La lanterne dont l'édifice est surmonté est de forme octogone et recouverte d'une calotte en cuivre, au-dessus de laquelle se trouvent encore une boule et un paratonnerre.

La lanterne tout entière, mise en mouvement par un mécanisme assez simple, tourne autour d'une lampe fixe éclairée par trois mèches concentriques, alimentées par une pompe aspirante et foulante qui consomme environ un kilogramme d'huile par heure.

Cet appareil fait sa révolution en huit minutes, pendant

lesquelles il se produit huit éclats et huit éclipses. La durée
de chacune des apparitions est de 20 secondes et celle des
éclipses de 40 secondes. Celles-ci ne paraissent totales qu'à
une assez grande distance.

Le feu de Cordouan, lorsque le temps est beau, a une portée de 50 kilomètres.

Au premier étage se trouve l'appartement appelé encore
l'appartement du Roi. — Au second étage est une chapelle
circulaire couverte d'une voûte en forme de coupole, avec le
buste de Louis de Foix. Quatre gardiens sont chargés de l'entretien du feu de Cordouan. Ils obtiennent à tour de rôle un
congé de trois mois.

Le phare de Cordouan peut être considéré, à bon droit,
comme une des merveilles du monde.

Pendant la belle saison, un bateau à vapeur fait la traversée
de Royan à la tour de Cordouan, le jeudi et le dimanche. On
débarque sur un écueil à marée basse et souvent il faut se
laisser porter par un marinier.

Entre le phare et la pointe de Graves, se trouve l'emplacement de la ville romaine Noviogamus, engloutie par la mer,
dont les envahissements graduels, après avoir de même en-
glouti le Vieux-Soulac, menacent de séparer de même, malgré tous les myoens de défense, la pointe du Verdon du reste
du continent.

Soulac était jadis une ville importante, où descendaient les
capitaines et les rois qui se rendaient à Bordeaux. Ensevelie
sous les sables, l'église seule dominait encore et servait de ba-
lise aux marins. Mais la dune en s'avançant de plus en plus
l'a peu à peu laissée à découvert, à mesure qu'elle engloutis-
sait plusieurs autres endroits situés aux environs. Notre-
Dame-de-la-fin-des-terres, grâce aux efforts persévérants de
son curé, est complète ent restaurée, et le Vieux-Soulac,
grâce aux sacrifices généreux de quelques personnes riches,
converti en une station importante de bains de mer, avec

chalets et habitations superbes au milieu des pins, et pourvu d'une plage sablonneuse magnifique, mais un peu trop rapide et pour cela dangereuse comme la Grande-Côte à Royan, et celle des Basques à Biaritz.

Les dunes boisées des environs de Soulac offrent d'agréables promenades ; mais le phénomène le plus grandiose qui se puisse observer, est celui qui résulte des efforts combinés de la Gironde et de la mer, qui ont lieu à la fois à la pointe de Graves, qu'elles usent incessamment, et à l'anse des Huttes qui forme un isthme que l'Océan cherche à franchir pour faire un jour, de cette extrémité des terres, un îlot détaché comme celui de Cordouan, qu'elle engloutira plus tard, comme la ville romaine de Noviomagus, sur les ruines de laquelle naviguent maintenant les vaisseaux de haut bord.

Ce travail d'envahissement de l'Océan, qui a lieu à l'embouchure de la Gironde, est des plus magnifiques ; celui qui peut le mieux donner l'idée de la violence du terrible élément, et exciter le génie de l'homme pour en arrêter les progrès.

Depuis un demi-siècle, la largeur du détroit qui sépare Cordouan de la pointe du Médoc s'est accrue de près de la moitié. Toutes les constructions qui existaient à l'extrémité ont été successivement démolies et rebaties plus loin. Le fort qui défendait l'entrée de la Gironde a été renversé par les flots, et l'on aperçoit encore, aux basses marées des équinoxes, à une certaine profondeur quand la mer est très-belle, des projectiles et des canons qui gisent sur le sable.

Tandis que la mer minait l'extrémité de la presqu'île, elle travaillait aussi à en couper la base, en creusant dans l'endroit le plus bas et le plus étroit de l'isthme, une large échancrure, connue sous le nom d'anse des Huttes.

Encore quelques années, et l'Atlantique avait rompu l'étroite langue de sable que lui opposait le continent entre l'anse des Huttes et les marais du Verdon ; toute la pointe de

Graves ne formait plus qu'une île, le port de refuge du Ver-, don n'était plus qu'un détroit formant à la Gironde une seconde embouchure.

Pour éviter de tels désastres, il était temps de lutter avec l'Océan, et dans l'intérêt de la marine et du port de Bordeaux, obligé de chercher pour ses navires un autre port ailleurs, de cuirasser la péninsule contre les invasions et les assauts continuels du terrible ennemi.

Après la construction de plusieurs jetées et autres moyens de défense, pour protéger l'anse des Huttes, mais dont la mer se joua, on était parvenu après plusieurs années d'un combat sans relâche, on était parvenu à construire en 1848, une jetée parallèle au rivage de l'anse des Huttes, d'une longueur de près de 1,200 mètres et qui semblait capable de braver tous les efforts des vagues. Les ingénieurs se félicitaient ; l'Océan était vaincu, lorsqu'une terrible tempête, soulevant toutes les eaux du golfe de Gascogne, balaya comme de simples fétus les travaux avancés de cette immense digue qu'elle engloutit bientôt dans le fond des abîmes.

Pour arrêter encore le passage de la mer, et se donner le temps d'établir de nouvelles constructions, on jeta dans le fond de l'isthme des Huttes d'énormes blocs de béton pesant chacun plusieurs milliers de kilogrammes, et on conçut le projet d'appuyer sur le musoir qui seul avait résisté aux flots, au lieu d'un simple perré, un solide brise-lame se dirigeant au nord pour aller rejoindre les écueils de Saint-Nicolas. En avant de ce rempart, on lança encore d'énormes blocs de béton du poids de plusieurs tonnes, de manière à former un immense talus pour amortir les vagues.

L'Océan n'a point encore franchi cette dernière barrière qui date de peu d'années ; mais peut-on espérer que toujours il la respectera ?

A la pointe de Graves, la lutte n'a pas été moins vive entre les efforts de la mer et les travaux de l'homme. Au sud du cap, quatorze épis, formés de blocs naturels et d'énormes cubes de béton, ont été établis comme dans l'anse des Huttes. A la pointe même, une jetée de 125 mètres de long se continue au loin sous les eaux par des enlacements de rochers naturels, et de pierres énormes qu'on vient y déposer lorsque la mer est belle, ce qui rétrécit la passe entre la Pointe et Cordouan, et la rend dangereuse pour les gros bâtiments.

Mais, tel qu'un ennemi acharné ne pouvant s'emparer d'un côté d'une ville, cherche à livrer assaut dans un point opposé, l'Océan, irrité de l'obstacle que lui offre la jetée de la Pointe, s'acharne maintenant sur la langue de sables qui s'étend en arrière du côté de la Gironde, dont le courant descendant se joint à ses efforts, et que dans un espace de dix ans, elle avait déjà entamée de plus de 500 mètres. L'isthme, par ce côté, menaçait d'être coupé, comme il avait failli l'être du côté de la mer. Encore quelques années, le phare placé au-dessus de la dune et les autres édifices qui se trouvent autour allaient être emportés, et la jetée, séparée du continent, n'était plus qu'un écueil en butte à la tempête. Il fallait donc aussi fermer de ce côté le passage à la mer, en construisant, à l'anse du fort, un brise-lames comme celui construit à l'anse des Huttes. C'est là ce qu'on a fait ; mais, quel que soit le temps que dureront ces travaux, il n'est guère probable qu'ils résistent toujours aux attaques incessantes qu'ils ont à soutenir.

Selon quelques personnes qui selon nous s'abusent, c'est alors que Royan deviendrait forcément un endroit de refuge au milieu des terribles écueils qui entourent ces parages. Nous sommes, quant à nous, persuadé, au contraire, que les passes actuelles seraient bientôt comblées, et Royan envahi par les dunes. Mais ce qui alors deviendrait tout à fait nécessaire, ce serait la réalisation du projet conçu depuis si longtemps d'un canal navigable de la Gironde à la Sendre, dont nous avons déjà depuis tant d'années nous-même signalé les immenses avantages.

Promenade à Méchers, dont l'étimologie, en langue orientale, signifie *chêne vert*, sans doute en raison de la belle forêt de chênes et de pins qui, dans une étendue de 12 kilomètres, couronne les rochers et les dunes qui bordent la Gironde dans l'endroit le plus large, où elle est la plus belle.

Les grottes de Méchers, creusées dans la falaise, suspendues sur la mer, et qu'habite une population indigente que la mer nourrit sans sortir de ses trous. Ces rochers incrustés de pétrifications antédiluviennes qui offrent aux naturalistes une étude instructive autant qu'intéressante, et dont le musée Gagneux offre une curieuse collection, sont aussi choses à voir.

Parmi ces grottes aussi, celle, sous un autre aspect, également curieuse, consacrée longtemps au culte protestant, creusée comme les autres dans les flancs du rocher, au-dessous de laquelle existe une de ces piscines formées par la nature, que le propriétaire actuel a su s'approprier, et où il se donne, ainsi que sa femme, l'agrément de ces bains d'eau de mer tranquilles et chauffés par l'ardeur du soleil. Un joli belvédère, un cabinet élégant suspendu sur les flots, auprès desquels aussi quelques arbres fruitiers, le figuier de Provence, des fleurs et des rosiers mêlés à l'immortelle. Au haut de la falaise, un de ces forts qui ont donné naissance à plus d'une légende, fourni matière à maints récits et romans maritimes, placés de loin en loin pour défendre la côte et l'entrée du fleuve. Sous le fort de Méchers, pendant les guerres de l'Empire, un vaisseau de l'Etat, le *Régulus*, tenu longtemps à l'ancre, fut brûlé par son équipage pour ne pas le laisser au pouvoir des Anglais ; mais sous l'abri duquel la division navale, en croisière dans le golfe, dans les passes du fleuve, fut surprise la nuit et conduite outre-Manche, pendant que, retenu dans les bras d'une Armide (qui presque nonagénaire montre encore ce qu'elle était alors), le commandant tranquille de cette division se livrait au plaisir.

Sur les bords de la Gironde, une grande voie romaine qui, depuis Blaye, traverse tout le canton de Cozes.

Mortagne, avec son port, ses rochers pittoresques et son vieil ermitage dédié à saint Martial, l'un des apôtres envoyés dans les Gaules par saint Pierre avec mission, pour sa part, d'évangéliser l'Aquitaine et les Santons des bords de la Gironde.

C'est à Mortagne qu'il s'embarqua avec sainte Véronique, la Dame de Bazas, revenue après la Passion de Jésus-Christ, de Jérusalem, où elle s'était rendue pour en être témoin et recueillir le sang et les larmes du Christ.

Venus de Rome ensemble dans les Gaules, de Mortagne ils vinrent aborder au Pas-de-Graves, à Soulac, qui signifie la fin des terres où le soleil se couche.

C'est là, qu'en reconnaissance de la protection de la Vierge, qui l'avait arrachée aux dangers et aux persécutions, sainte Véronique fonda l'église de Notre-Dame, dans laquelle elle fit jaillir aussitôt une fontaine d'eau douce dont le pays manquait, déposa quelques objets qui avaient appartenu au Christ et à sa mère, où elle revint plus tard terminer ses jours, et où l'on voit encore le tombeau dont on a, dans des temps malheureux, retiré ses restes pour les transporter dans l'église de Saint-Seurin de Bordeaux, où ils sont déposés, pour les soustraire à la profanation.

Saint-Seurin, dont le sol renferme en maint endroit quelques tombeaux romains ; des restes d'anciens bains, des traces d'ancien camp et de villas, d'où l'on retire encore de riches mosaïques. Son château féodal, résidence d'Ausonne, ainsi que je l'ai dit, avec ses souterrains ses fossés et son rempart, ses bastions, ses terrasses, posé sur un rocher qui domine à la fois le port et la rivière, d'où la vue au loin s'étend sur l'Océan et toute la Gironde, et dont la prise enfin ainsi que celle de château de Mortagne est un des faits guerriers du connétable Duguesclin. Le ruisseau de Duzet (du mot latin

*Dulcis*, doux, tranquille, agréable) qui roule dans son lit une grande quantité de pièces de monnaies qui viennent de sa source et que les Romains y ont jetées, sans doute par esprit de piété et par reconnaissance aux nymphes de ces lieux comme souvenir aussi de leur charmant séjour dans ces belles contrées!!!... soit que surpris enfin par leurs ennemis et forcés par eux de quitter le pays, ils aient voulu de la sorte les priver d'un trésor qu'ils n'avaient pas le temps d'emporter avec eux.

Le Duzet, après avoir traversé une riante prairie et de charmants bosquets qui ombragent ses bords, forme un joli bassin au milieu du bourg, au pied de la maison où j'ai reçu le jour, et, avant de mêler ses eaux à la Gironde, alimente une usine d'une grande importance et forme un petit port commode et fréquenté.

Les communes d'Arces et de Barzan, convertes de vignobles et de riches prairies, et dont les champs sont jonchés de fragments de briques et de marbre qu'on voit avec regret employer tous les jours à paver les chemins. Les châteaux de Thêon et de la Ferrière en ruines, dépendances autrefois du duc de Richelieu. Cozes avec son église du xi° siècle. Grezac dont l'église, remonte aux Croisades, sa crypte et son immense ossuaire, sujet encore obscur de tant de conjectures. Grezac est la patrie de l'ancien député Hervé, ancien conseiller à la Cour de cassation; du Dʳ Fleury, ancien conseiller à la préfecture de la Seine, sous-préfet de Jonzac, dans la Charente-Inférieure, et par suite préfet de la Lozère, des Landes, de la Creuse et de l'Ariége, avant 1848.

C'est la patrie aussi de M. Jules Dufaure, plusieurs fois ministre, aujourd'hui garde des sceaux.

Talmon, ancienne principauté des ducs de la Trémouille, avec ses remparts en ruines et son antique église assise sur un roc qui, miné à sa base, brave encore les flots; près de laquelle aussi est un temple payen sur lequel est construit un moulin qu'on appelle le Fan, du mot latin *Fanum*. Semussac, où l'on voit le château de Didonne, ancienne résidence du maréchal de Senecterre, dont la terre aujourd'hui, par les soins ingénieux d'un riche négociant, est devenue un vignoble renommé, comme tous ceux des environs, par ses excellents vins.

En face de Saint-Georges, sur la rive opposée, la rade du Verdon, formée d'un isthme étroit, que la mer chaque jour entame davantage, et finira peut-être par couper tout à fait, malgré les blocs immenses, les millions qu'on y jette et dont le flot se joue.

Cette rade, parfois, est pleine de navires de toutes les nations, descendus de Bordeaux, qui, pour franchir les passes et reprendre la mer, attendent un beau temps et des vents favorables.

Les courses à la Grande-Côte, à la tour Malakoff, au bourg de Saint-Palais disparu sous les sables.

La tour de Terre-Nègre, son fort démantelé par les Anglais, en 1814. Camaret, et le puits si curieux de Lauture, sans fond, et où la mer s'engouffre avec un bruit épouvantable.

Les Combots, où se trouvent trois dolmens (sépulcres ou autels) où les prêtres druides offraient à leurs dieux des sacrifices humains.

La Barre des Anglais et la Pointe de la Coubre, son phare tout en fer et celui de Bonne-Anse, et la côte d'Arvert, parages redoutés, appelés Côte-Sauvage, désert silencieux, dont la vue ne retrace que mort et que détresse, recouvert chaque hiver des débris des naufrages, sont des curiosités dignes d'être connues.

### DUNES

Une de celles surtout qu'on ne peut négliger de visiter, ce sont les dunes ou montagnes de sable, qui bordent l'Océan et lui servent de barrière.

Entre les îles de Ré et d'Oléron et l'embouchure de l'Adour, c'est-à-dire sur les côtes du golfe de Gascogne, se trouvent précisément les plus élevées de toute l'Europe. Leur élévation est de 50 à 75 mètres, leur largeur moyenne de 4 à 8 kilomètres, et leur étendue de 100,000 hectares au moins.

Le sable, apporté sur la plage, à chaque marée, par les flots de l'Océan et desséché par le soleil, est à la fois trop pesant pour être tout de suite transporté bien loin et en même temps trop léger pour ne pas être déplacé par les vents. La forme sphéroïdale que présente chaque grain lui permet d'ailleurs d'obéir à ce mouvement d'impulsion.

Si l'effort est plus considérable, il en soulève les parties les plus ténues, comme des nuages de poussière ou comme les molécules aqueuses qu'il détache de la cime des vagues.

Arrêtés par les premiers monticules qui se présentent, ces sables arrivent par un mouvement ascentionnel, comme sur un plan incliné, jusqu'au sommet qu'ils franchissent, pour retomber par leur propre poids du côté opposé, qui se trouve abrité des vents de manière à former une base de plus en plus étendue, qui permet au sommet de s'élever aussi de plus en plus, si parfois l'ouragan ne les rasait en partie, pour transporter ailleurs les parties qu'il en détache, former plus loin des monticules isolés, et creuser, de distance en distance, de véritables vallons, comme il en existe dans les chaînes de montagnes, mais que la tourmente ici tantôt creuse davantage ou comble tout à coup au moyen des masses nouvelles qu'elle y transporte. C'est ainsi que ces montagnes mobiles sont sans cesse soumises à l'empire des vents qui, chaque jour, en font varier la position, la forme et la hauteur, comme ces bancs, au milieu de la mer, que la vague tantôt fait disparaître et tantôt reproduit.

C'est par suite de cet envahissement, de ce déplacement lent et continu que des étendues considérables de terrains cultivés, des habitations voisines finissent par se trouver

complètement ensevelies, et que des eaux, qui d'abord s'écou-
laient jusque dans l'Océan, se trouvant arrêtées par l'obstacle
que leur présentent ces chaussées naturelles, donnent lieu à
des marais, des étangs plus ou moins étendus, quelquefois
très-profonds, et toujours insalubres.

C'est ainsi que se sont formés, entre Bayonne et Mont-
musson, les marais de la Teste, les étangs de Cazeau et la
baie d'Arcachon elle-même, dont l'entrée, qui tend à s'en-
combrer de plus en plus, doit nécessairement se changer,
dans un temps à venir, en un lac véritable, sans issue vers la
mer.

C'est ainsi qu'aux environs de Royan, a disparu sous les
sables le bourg de Saint-Palais, dont il ne reste que l'église,
qui remonte au xi$^e$ siècle ; le clocher, qui sert d'amers aux
matelots ; le cimetière, où reposent les restes de deux cheva-
liers de Malte et de quelques grands personnages, ne reçoit
plus aujourd'hui que les corps des malheureux naufragés que
la mer vient rejeter, l'hiver, le long de la Grande-Côte.

Ainsi a disparu, près de la pointe de Graves, le poste de
Soulac, recouvert par les sables, et dont une partie commence
à se découvrir et à reparaître au jour, par cette mobilité des
dunes et leur tendance à s'étendre vers l'intérieur des terres.
Ainsi se trouvent en partie envahis la petite ville de Saint-
Jean-de-Luz et tant d'autres endroits, depuis le fond du
golfe jusqu'à Oléron.

Les seuls obstacles à opposer à ces envahissements des
sables, ce sont les semis, c'est-à-dire l'ensemencement des
dunes par différentes essences d'arbres, d'arbustes ou de
plantes, tels que les tamarins, mais particulièrement les pins,
dont le feuillage toujours vert égaie le paysage, et qui, par la
force et la rapidité de leur végétation, constituent, en assez
peu de temps, des arbres très-précieux, non-seulement pour
les besoins domestiques et les grandes constructions, mais,
parvenus à peine à un développement moyen, fournissent

aussi, chaque année, dans la résine qu'on retire, par exsudation, de leur écorce, un des produits les plus riches et susceptibles d'une foule de transformations, telles que le goudron, la térébenthine, le noir de fumée, etc., etc.

Les pins, pourvus à la fois de racines pivotantes et traçantes qui s'étendent assez loin autour du tronc, sont aussi des plus propres à fixer profondément les masses sablonneuses que les vents, dont ils modèrent d'ailleurs l'impétuosité, ne peuvent plus soulever.

Les détritus de leurs *barbes* ou feuillage qui tombent, lorsqu'on ne les enlève pas, pour servir d'aliment au foyer, finissent aussi par convertir tout autour le sol en humus ou terre végétale qui, se couvrant bientôt d'une foule de plantes herbacées, tendent à le fixer encore davantage par leurs racines chevelues et à établir à la surface une pelouse gazonneuse qui, pour l'élève des troupeaux, n'est pas sans utilité.

La manière dont se pratique cet ensemencement des pins maritimes est assez curieuse à connaître.

Il ne suffit pas de déposer seulement dans le sable la semence du pin. Le vent, en déplaçant le sable, l'aurait bientôt mise à découvert ou l'aurait recouverte d'une couche trop considérable qui l'empêcherait de germer.

Pour éviter ces inconvénients, il est nécessaire de protéger contre les vents de la mer, au moyen d'une petite palissade formée des branchilles, l'endroit où la semence est déposée. Grâce à cette petite défense, le sable, dans sa marche ascensionnelle, ou se trouve arrêté et rejeté de chaque côté, ou, glissant de bas en haut sur le plan incliné que présente la palissade, est forcé de passer au-dessus et de s'arrêter plus loin. La plante, une fois poussée, se défend elle-même, et son accroissement devient d'autant plus rapide, que l'humidité qui s'établit dans les couches profondes du sol, par l'eau qui découle le long du tronc de l'arbre et ses racines verticales et la chaleur que communique à la surface l'action du soleil, constituent une sorte de bain tiède, de serre chaude, d'étuve naturelle, qui aide considérablement à la végétation.

Dans les endroits plus éloignés des côtes, plus à l'abri des vents, où le sol est d'une constitution en quelque sorte mixte, l'ensemencement des pins se fait naturellement par le transport, par les vents, à des distances variables, des semences ailées, en forme de petites amandes, qui se détachent, lorsqu'elles sont entr'ouvertes, des différentes cellules dont se compose le fruit de l'arbre qu'on appelle pomme du pin.

C'est ainsi que, par suite de ce double procédé de la nature et de l'art, se sont établies les forêts qui, presque partout maintenant couronnent les bords de l'Océan, et ces landes qui, d'une étendue de près de 800,000 hectares, couvrent un département dans presque son entier et qui porte leur nom, une partie de la Gironde, des Basses-Pyrénées, tout ce qui formait autrefois l'antique Aquitaine et une partie de la Saintonge, de l'Aunis et de la Charente-Inférieure, qui borde l'Océan.

L'Eguille, port très-commerçant, sur la Sendre. Eglise et ancien château. Jetée entièrement construite avec des coquilles d'huîtres.

Mornac, ville importante autrefois. Son château, pris et repris pendant les guerres de religion, fut rasé après le siége de La Rochelle, en 1628. On y visite de vastes souterrains. Son église est du xiᵉ siècle. La Sendre, qui baigne Mornac, fournit du poisson en abondance. Les industries des habitants consistent dans la pêche, la fabrication du sel et la culture des excellentes terres qui avoisinent les marais.

L'église de Marennes, de construction nouvelle, dont le clocher surtout, d'une hauteur de 85 mètres, est assez remarquable. Et les marais salins, dignes de l'attention de ceux qui n'ont pas une idée de la fabrication du sel. Près de Marennes, Brouage, fondé par la sirerie de Pons, dépôt immense de poudres ; autrefois, port de mer avec fortifications maintenant presque en ruines et éloigné de la mer de plusieurs lieues.

Les parcs à huîtres, enfin, source pour le pays d'une richesse immense, et dont le commerce s'étend dans tout le continent.

Parmi tous les coquillages les plus anciennement connus et qui, dans tous les temps, ont servi à l'alimentation des hommes, les huîtres tiennent le premier rang. Sous le rapport gastronomique, les Romains considéraient les huîtres comme une des nourritures les plus saines et les plus delicates. Ils les faisaient venir à grands frais des lieux où elles avaient le plus de renommée. Au rapport de Pline, on doit à un certain Sergius Orata, qui fit creuser des bassins à Baia pour les parquer, l'idée qui s'est conservée jusqu'à nous de les déposer dans les claires, où elles verdissent et prennent ces qualités si recherchées qu'on ne trouve nulle part ailleurs. Malgré toute la réputation dont jouissaient celles du *Lac Lucrin*, Ausonne nous apprend que celles qui se pêchaient dès cette époque, sur les côtes de la Gaule, sur les rivages des Sentons, étaient préférées entre toutes et étaient principalement destinées à aller couvrir la table des Césars.

Non laudata minus nostri quam gloria vini.

Quelques personnes ont la pensée que les huîtres vertes et en particulier les huîtres de Marennes sont d'une espèce particulière. Elles ne diffèrent des huîtres blanches que par la culture et l'éducation qui leur procurent sur un fond particulier les qualités supérieures qu'elles possèdent. Toutes les explications qu'on en voudrait donner ne seraient pas plus concluantes que celles auxquelles on chercherait à attribuer les différentes qualités des vins de certains crus, qui, quoique très-voisins, sont loin d'être les mêmes.

L'histoire de la culture des huîtres, leurs mœurs et leurs coutumes, la pêche qu'on en fait, quoique étrangères sans doute au sujet qui nous occupe, n'en méritent cependant pas moins, comme objet de curiosité, en passant, un rapide aperçu qu'on nous pardonnera en raison de notre titre d'habitant des parages où elles ont des qualités tout à fait supérieures.

Voici ce qu'en dit le Dr Brochard, dans son traité des bains de la Tremblade :

« Hermaphrodites et vivipares, les huîtres répandent au commencement du printemps un frai qui a l'aspect d'un corps laiteux. Le microscope y fait découvrir une infinité de petites huîtres toutes formées. Elles sont d'une fécondité prodigieuse et chacune d'elles pond annuellement plus de 100,000 œufs.

« Lorsque l'enveloppe qui renferme l'embryon vient à se déchirer, celui-ci, qui est pourvu de cils vibratils, nage en tournant jusqu'à ce qu'il rencontre d'autres huîtres déjà formées, des rochers ou d'autres corps solides auxquels il s'attache. Mais tous les œufs ainsi lancés dans la mer ne parviennent pas tous à un complet développement. Le moindre choc les brise, ou ils servent de nourriture à certains poissons et principalement à ces miriades de polipiers qui habitent le fond de l'Océan, et dont les bras sont constamment tendus pour saisir toutes les petites proies vivantes qui passent à leur portée.

« Une fois fixées, les huîtres ne sont pas pour cela à l'abri des attaques d'une foule d'ennemis.

« La consistance de leurs coquilles alors même qu'elles ont acquis un développement complet, ne les préserve pas en effet de devenir la proie d'ennemis d'un autre genre. Cette enveloppe solide n'empêche pas certains coquillages de la perforer, et, au moyen de cette ouverture régulière qu'ils lui font comme avec un emporte-pièce, d'absorber par succion tout ce qu'elle contient.

« Celles qui échappent à ces dangers restent attachées et immobiles aux rochers ou aux corps solides qu'elles avaient rencontrés, et c'est ainsi que se forment ces amas considérables cachés sous l'eau, qu'on appelle les bancs d'huîtres, où on les pêche à la drague, pour les déposer ensuite, après les avoir séparées les unes des autres, dans des viviers construits en pierres ou en tuiles, à une certaine distance de la plage, de manière à y être protégées, au moment des tempêtes, contre l'action trop forte de la vague.

« L'emplacement de ces viviers a été calculé de manière à ce qu'ils se trouvent entièrement découverts à l'époque des grandes marées, au moment où la mer se retire. Et c'est alors un spectacle assez curieux de voir à chaque époque des zyzygies, où la mer se retire en proportion de ce qu'elle a monté, les pêcheurs et toutes leurs familles se diriger en foule dans les accoutrements les plus bizarres, pour aller visiter leurs huîtres, les nettoyer, redresser les tuiles que la vague a déplacées et enlever les corps étrangers qui les embarrassent, et surtout les coquillages ennemis qui menacent de les détruire.

« Lorsque les huîtres ont acquis, dans ces viviers où elles restent blanches, un certain développement, on les transporte alors dans d'autres réservoirs appelés parcs ou claires, qui sont situés au milieu des marais salants, et c'est là qu'elles grossissent et acquièrent, jusqu'à leur entier développement cette belle couleur verte et cette saveur si fine et si délicate qui les font tant rechercher des gourmets dans tout le continent. »

Le commerce qu'on en fait chaque année est tellement considérable, que dans toutes les grandes villes de France, aux portes de tous les principaux hôtels, on trouve des écailleuses reconnaissables à leurs coiffures rochelaises, et que j'ai retrouvées également à Rome et à Venise, à Naples, à Smirne et en Algérie, avec un grand plaisir et un doux souvenir de la chère patrie.

La pêche aux coquillages, toujours si facile à la marée descendante, peut être pour la plupart des baigneurs un sujet de grande distraction. Celles à la sceine, à la courtine, aux crabes et aux crevettes, ne sont pas moins utiles et agréables à cause de l'immersion dans l'eau et du mouvement continuel qu'elles exigent.

La verrerie de la Tremblade, les fabriques de vinaigre, et à Marennes l'usine de produits chimiques sont des établissements curieux à visiter.

L'église de Médis en partie reconstruite, mais dont l'origine remonte au ix\ siècle.

Le nom de Médis vient du mot Celte, Med, qui signifie fertile. Ses grains sont abondants et ses vins délicieux.

Saujon est le premier port de la Sendre. Le commerce qui s'y fait en vins, en céréales, surtout en coquillages et en poissons salés est extraordinaire. A 3 kilomètres se trouve le terrier de Toulon, où se voit très-bien l'enceinte d'un camp de Jules César, et dont le sol est semé de pièces de monnaies, de mosaïques et de médailles.

La Tour de Pyrelongue, masse compacte et informe dans un site isolé, sous laquelle, dit-on, repose un général romain ; mais sur l'origine de laquelle existe une foule de commentaires.

A dix lieues Rochefort avec son arsenal, la rade de l'île d'Aix, témoin de nos désastres, et le fort de Boyard, sorti encore des eaux, en dépit des efforts d'une nation jalouse.

A la même distance, la capitale des Sentons, la vieille ville de Saintes, sur la Charente, avec ses prairies, ses anciennes églises, ses sites pittoresques, l'arc de Germanicus, son cirque et ses arènes et les ruines sans nombre des monuments romains. Pons, dont le sire avait sous sa dépendance Mirambeau, Blaye, Marennes et Royan, et qui fonda Bruage. Institution diocésaine célèbre, château avec donjon dominant la Sevigne. Musée de fossiles, voies de fer.

Pour ceux qui n'aiment pas les voyages lointains ou n'en ont pas la force :

Le parc de Saint-Georges et ses charmants chalets, sa forêt, les restes d'un ancien temple qu'on vient d'y découvrir, et le fort de Susac, reconstruit de nouveau, connu par ses légendes et choisi, je ne sais par quel romancier, comme théâtre des hauts faits, je ne sais trop aussi de quel fameux corsaire.

Promenades le jour dans les forêts de pins dont les conches sont bordées, le soir sous les allées des quais, parmi les tamarins et le long de la conche, semée d'un sable fin, solide et sans galets, où chaque marée laisse à sec ces coquillages aux couleurs si brillantes que les enfants amassent avec tant de plaisir, dont les naturalistes cherchent à étudier et classer les espèces, et qu'une gracieuse industrie utilise avec tant d'avantages à la fabrication de boîtes, d'encriers, de secrétaires et d'objets d'ornement de toutes les façons, mais surtout à la confection des fleurs les plus délicates, imitant la nature dans les plus petits détails et dont Royan, à l'instar des îles Baléares, habiles dans cet art, fait au loin des envois. Chaque jour, l'arrivée du bateau à vapeur est pour tous une cause de grandes distractions, de douces émotions, par l'arrivée attendue d'amis ou de parents, ou la rencontre imprévue d'anciennes connaissances.

Avec tous ces avantages et tous ces agréments, il n'est point étonnant qu'une société choisie vienne chaque année, dans la saison, se fixer à Royan. En communication continuelle avec Bordeaux, on peut en retirer tout ce que la vie aisée et le luxe ont besoin. A portée d'un théâtre le plus beau de province, on peut aller le soir assister, quand on veut, à quelque représentation nouvelle, faire toutes ses emplettes et retourner le lendemain, sans apporter à son traitement aucune interruption.

Malgré les ressources actuelles qui permettent de recevoir à la fois à Royan plus de dix mille baigneurs, chaque jour on y voit s'élever des constructions nouvelles, des hôtels magnifiques, des habitations en rapport avec tous les besoins, des quartiers nouveaux naître sur tous les points.

Après un tel concours, est-il donc étonnant que, la saison passée, Royan, qui compte à peine 5,000 habitants, paraisse un peu désert? Mais que sont donc alors les autres stations perdues sur la côte qui n'ont pas comme lui un port si fréquenté des bateaux à vapeur, cette station de barques de pêcheurs, de chaloupes, de pilotes et ce cabotage continuel avec Bordeaux, l'Angleterre et tous nos ports du Nord?...

## CHAPITRE X.

*Ce qui manque à Royan.* — 1º Chemin de fer en construction. — Son origine. — Son histoire. — Circonstances diverses qui en ont retardé l'exécution. — 2º Musée. — Aquarium. — 3º Port de refuge en projet. — 4º Canal navigable de la Gironde à la Seudre. — Historique. — Avantages qui résulteraient de cette communication. — 5º Eglise en construction enfin.

Que manque-t-il donc après tout cela à Royan, type le plus complet de tous les Bains de mer, pour devenir celui qu'on fréquente le plus?

Il lui manque précisément ce qui pour tous les autres a fait jusqu'ici presque toute leur fortune : des routes plus faciles et un chemin de fer.

Ce n'est pas que depuis longtemps il n'en ait été proposé. Avant 1850, à l'époque où le Conseil général imposa le département de 2 millions pour obtenir le prolongement de la ligne d'Orléans de Niort à Surgères, Rochefort et La Rochelle au moyen de la gare d'Aigrefeuille, alors que je faisais partie du conseil d'arrondissement de Saintes, tous les membres qui en faisaient alors partie comme moi, et qui vivent encore, se rappellent sans doute que, sans avoir la prétention d'infliger alors un blâme à la décision prise par le Conseil général, en faveur de deux villes situées tout à fait à l'extrémité de notre département, je crus devoir émettre l'idée que dans un intérêt plus grand des populations, il eût été préférable d'adopter une ligne de Niort, St-Jean d'Angely, Saintes et Marennes, avec embranchement à un point quelconque de cette ligne sur Saujon et Royan : que, dans un but à la fois commercial et stratégique, il était nécessaire de prolonger aussi, à un moment donné, cette ligne de Royan par Cozes, jusqu'à la ligne de Paris à Bordeaux, à Coutras ou à Libourne en traversant de nouveau le département de la Charente-Inférieure dans sa partie méridionale. A un moment quelconque une ligne venant du Nord, comme cela s'exécute en effet aujourd'hui, devait relier entre elles La Rochelle, Rochefort, et par la ligne proposée tous les chefs-lieux d'arrondissement. Ce fut là la première idée que je donnai alors, et personne, je suppose, n'en contestera la priorité. Nous étions encore loin du temps, comme on voit, où il devait être question de la ligne des deux Charentes, qui plus tard réalisant une partie de notre projet, n'en laissait pas moins de côté toute la partie occidentale du département, qu'il ne s'agissait plus que de raccorder avec le point le plus rapproché, c'est-à-dire avec Pons, pour former le réseau complet, en attendant que les difficultés pour l'établissement d'une ligne du Nord, venant se joindre à celle-ci à Saujon, fussent tout à fait levées.

Après différents articles publiés dans les journaux, avant 1860, ou sujet de cette voie de communication, deux rapports successifs soumis par moi au Conseil général depuis que j'en étais devenu membre, une communication particulière aussi, faite, sur le même sujet, à MM. Beraud et Plazolles, ingénieurs dans ce moment de la compagnie des Deux Charentes, sous la raison Guillou, la question par suite de prétentions diverses d'intrigues électorales, d'influences personnelles et locales en était demeurée à ce point lorsque parut la loi du 15 juillet 1865, qui créait la nouvelle classe de chemins de fer départementaux ou d'intérêts locaux. Et c'est alors seulement que M. Plazolle, qui comme on le voit avait eu connaissance, quelques années auparavant, de notre projet, se trouvant à Paris, sans emploi depuis la dissolution de la première compagnie des Deux Charentes, demanda et obtint de faire à ses risques et périls, l'étude de cette dernière partie de notre ligne de Saujon à Pons, par Cozes et Gemozac, avec embranchement seulement sur Royan, en y ajoutant en même temps, comme section complémentaire, sous l'influence adroite et persévérante des habitants de la Tremblade, et sous le patronage d'une puissante autorité, un prolongement de Saujon jusqu'à la Tremblade, modification malheureuse à notre avis, apportée à notre projet primitif, contre laquelle dans toutes les occasions, nous nous sommes inutilement élevé, qui avec la perspective d'une autre ligne venant bientôt de St-Jean d'Angely à Marennes, offrira non-seulement l'inconvénient de créer sans utilité, une voie ferrée sur chaque rive de la Sendre, mais a été cause surtout, en doublant les dépenses, d'empêcher, pendant plusieurs années, l'exécution des travaux et de priver Royan, trois arrondissements et six cantons les plus importants du département, d'une voie de communication plus indispensable encore au point de vue stratégique, et des relations avec Cognac et Bordeaux, centres principaux du commerce pour toute la contrée.

Quoi qu'il en soit enfin, c'est un projet, tout imparfait qu'il est aujourd'hui, tout à fait arrêté et grâce à l'intervention d'une compagnie puissante et à l'activité d'un ingénieur habile, touche bientôt à son exécution ; une ligne directe de 75 kilomètres de Pons à la Tremblade avec embranchement de Saujon à Royan, sera donc au mois d'août prochain, en pleine activité. Grâce à cette communication avec le centre de la France et toutes les provinces de l'Est, un nombre double de baigneurs est assuré, chaque année, à notre charmante station, vers laquelle jusqu'ici le seul moyen de transport pour les étrangers a consisté dans les bateaux à vapeur du bas de la Gironde, auxquels beaucoup de personnes, par crainte de la mer, préfèrent la voie ferrée qui, de Bordeaux, conduit à Biaritz ou à Arcachon.

De tous les autres côtés des services boiteux établis seulement pendant les mois d'été n'apportent à Royan que les baigneurs vraiment déterminés qui ont assez de force pour braver de la sorte des nuages de poussière et l'ardeur du soleil; mais les moins courageux, et c'est le plus grand nombre, se dirigent ailleurs par les chemins de fer. Aux mêmes conditions Royan en aurait seul plus que les autres établissements. Dans trois mois tout au plus, il faut donc espérer que pour lui, sous ce rapport, tout se trouvera changé.

Cette petite ligne de la Sendre, d'un intérêt local, en place de la grande ligne stratégique de Royan à Blaye et à Libourne, le long de la Gironde et de la Dordogne, dont j'avais d'abord eu l'idée avant qu'il fût question de la ligne des Deux Charentes, et celle plus restreinte de Royan directement à Pons, que j'ai dû proposer depuis l'exécution de cette dernière, tout incomplète qu'elle est, par suite des modifications apportées au projet primitif, n'en est pas moins préférable à celle à voie réduite, qu'on a plus tard encore essayé de lui substituer. C'était, d'après l'auteur de ce nouveau projet, un moyen de réaliser dans la dépense une économie de presque la moitié.

Mais comment démontrer par un calcul quelconque qu'une simple réduction de quelques centimètres dans la largeur puisse jamais donner lieu à un pareil résultat! C'était donc là encore une modification nouvelle que j'ai dû (comme tant d'autres inventées pour empêcher ou retarder l'exécution) combattre dans différents articles.

Quelles autres conséquences pouvait en effet avoir la réalisation d'un pareil projet, sinon de faire de cette section un tronçon isolé sans communication directe avec les autres lignes, et d'exiger surtout pour un si court trajet un personnel et un matériel absolument à part.

Au lieu d'une voie stratégique à laquelle, comme je l'ai dit, la contrée avait quelque droit de prétendre et qui l'aurait exonérée de toute espèce de dépenses, cette ligne de la Sendre de

simple intérêt commun, qui lui impose une charge de 94,000 fr.
par kilomètre, dans un pays où il n'y a besoin d'aucuns travaux d'art, lui coûtera plus cher encore qu'elle ne l'aurait fait,
en suivant notre dernier projet qui eût été d'un parcours
moins long, plus direct et plus avantageux de Royan à Cozes
par St-Georges et Semussac, eût pu être établie depuis quelques années déjà et n'eût pas coûté plus de 75,000 fr. par kilomètre, sous la direction d'une société à responsabilité li-
mitée, comme on avait essayé de le faire, si les habitants en
eussent mieux compris l'utilité et en même temps leurs intérêts.

Une société financière, pas plus généreuse, apparemment,
qu'il ne faut, dans les indemnités qu'elle accorde à quelques
propriétaires ; mais qu'on a encore été bien heureux de trouver, en retirera à peu près seule aujourd'hui tout le mérite et
les bénéfices...

> Hæc via nostra fuit, tollit faber alter honores.
> « Sic vos non vobis. . . . .
> « Sic vos non vobis . . . .

Un chemin de fer américain, le long de la grande côte de
Royan à l'embouchure de la Sendre, créé principalement pour
le service de la marine, la surveillance des forêts de l'État et
les secours à porter aux bâtiments en détresse en mettant en
même temps en communication toutes les conches si belles
que présentent dans cet espace les bords de l'Océan, aurait
également sous le rapport des bains une grande utilité.

Dans d'autres stations sont des musées, un aquarium. Rien
de cela ne se trouve encore à Royan. L'Océan et la Gironde
sont cependant si riches ! Le sol et les rochers offrent tant
d'incrustations et de précieux débris que ce serait là encore
un désidératum bien facile à satisfaire.

Ce qui manque à Royan encore c'est un port, l'intérêt général sa position l'exige ; mais dans des parages qui sont si
féconds en naufrages c'est une question d'humanité surtout.

L'État l'a jugé tel. Une commission en a fixé la place et arrêté les plans. 800,000 fr. alloués, sans nos révolutions et sans tous nos désastres, eussent même déjà permis d'en commencer les travaux qu'on projette aujourd'hui bien plus vastes encore. Le bateau à vapeur, qui tout l'été apporte, tous les jours à Royan, un grand nombre de baigneurs en apporterait |bien davantage encore, si le débarquement qui ne peut quelquefois se faire, à marée basse, qu'au moyen d'embarcations, n'empêchait par ces incommodités et ces inconvénients, beaucoup de personnes de prendre cette direction et ne les engageait à rechercher ailleurs une station de bains plus accessible.

Si une seule des visites faites à la Pointe de Grave, par les princes et |les hommes qui se trouvaient alors à la tête du pouvoir, eût eu lieu à Royan, il y a bien des années que le choix serait fait et la question jugée, en faveur de Royan. Nous ne parlons ici de l'utilité d'un port que par rapport aux bains. C'est la moindre de toutes ; mais comme port de refuge et centre de commerce, c'est encore un projet bien plus indispensable.

On en peut dire autant d'un canal de jonction de la Gironde à la Sendre, dont l'idée remonte au temps de Richelieu, que depuis 1843, je n'ai cessé, chaque année, de poursuivre aussi, et dont le Président, en 1850, avant qu'il fût encore devenu empereur, sur certain résumé que je lui mis en main à son passage à Saintes, ordonna aussitôt de commencer l'étude, sur les trois lignes proposées : 1° des Monards ; 2° de Méchers ; 3° de Royan à Saujon.

Tant que je fis partie du conseil d'arrondissement de Saintes, on sait que ce fut là encore avec le chemin de fer, une de mes marottes.

Ce canal navigable de deuxième section, devait faire éviter aux petits bâtiments les dangers qui se trouvent à l'entrée du fleuve la Gironde, en lui substituant l'embouchure de la Sen-

dre, abritée par les îles et facile en tous temps. Pour le joindre
à la Charente et au port de Rochefort par Marennes, le canal
de Bronage et celui de la Bridoire, la chose serait facile.

Puisque l'étude a montré que cette communication à tous
les points de vue était avantageuse et très-économique, pourquoi depuis plus de trente ans, après toutes nos instances, ne l'a-
voir pas au moins adoptée en principe. C'est qu'à toutes choses,
même au meilleures idées, pour le faire adopter, il faut être
puissant.

De ce projet pourtant il devait résulter, comme nous l'avons
montré dans différents mémoires :

1° Une diminution du nombre des naufrages qui ont lieu
chaque année autour de Monmusson ;

2o Une amélioration de la saline de Sendre déjà si compro-
mise, et dont les produits se trouvent diminués par la grande
quantité d'eau douce venue du haut de cette rivière depuis
les travaux qu'on y a exécutés ;

3° Ce canal eût servi de moyen de dérivation des eaux, et
en même temps d'entretien du port de Riberou que la vase
envahit ;

4° L'assainissement d'une grande étendue de pays, foyer
des plus ardents des fièvres endémiques ;

C'était pour la Tremblade et les pays voisins une communication bien plus indispensable que la ligne de fer dont on
les a dotés ;

5° L'amélioration d'une grande étendue de propriétés maintenant sans produits en eût été la suite ;

6° Communication de tous nos ports de commerce et de
tous nos arsenaux ;

7° Défense de nos côtes ;

8° Jonction des deux mers ;

9° Complément enfin du système de navigation intérieure
*par le bas des fleuves*, seule lacune de 25 à 30 kilomètres au
plus, quelque ligne qu'on adopte, qui de Cette à Saint-Malo
(oui bien, de *Cette à Saint-Malo*) reste encore à combler.

Tout cela, dit-on, n'a rien de bien commun avec les bains de mer de Royan?

On se trompe... Tout ce qui doit étendre les rapports d'un pays ou de près ou de loin touche à ses intérêts, et tout ce qui supprime des dépenses inutiles qui peuvent être employées ailleurs avec plus d'avantages profite à tout le monde et profite à chacun. Il y a là surtout question d'humanité...

Point d'église à Royan, chef-lieu de canton de plus de 5,000 âmes, avec un nombre triple de baigneurs en été!!

Depuis plus de vingt ans que la question s'agite, tout ce qui s'est dit à ce sujet, comme pour la voie ferrée, tout ce qu'a pu en dire un parti opposé sur son inutilité, toutes les intrigues élevées par les spéculateurs sur son emplacement, les contrac-dictions des différents ingénieurs consultés sur les conditions de convenances et de solidité de l'édifice dans un endroit ou dans l'autre, prêteraient presque à rire s'ils n'avaient eu pour résultat déplorable de priver tant d'années toute une popula-tion et tous les étrangers qui re rendent à Royan, dans la sai-son des bains, des moyens nécessaires à l'exercice de leur culte.

Grâce aux legs considérables faits par testaments par Mme Dumoulin et Mlle Besse, les votes de la commune, les ressources de la fabrique et les dons généreux de plusieurs habitants et de quelques étrangers, grâce aux constants ef-forts et aux luttes aussi du digne curé Mazure et de quelques personnes dévouées, en même temps qu'à la puissante inter-vention de Messeigneurs les évêques de La Rochelle Landriot et Thomas, la question, Dieu merci, est enfin résolue, les tra-vaux adjugés et en pleine activité par un bon entrepreneur et sous la direction d'un ingénieur habile.

A partir du jour où tous ces grands travaux seront exécu-tés, Royan sera complet et vraiment magnifique.

# TABLE DES MATIERES.

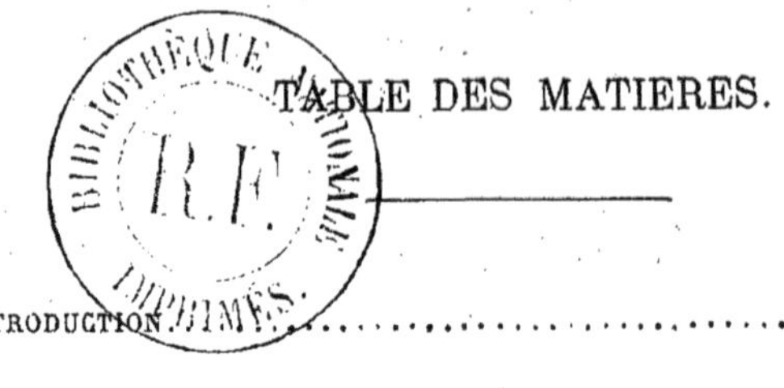

Paris. — A. Parent, imprimeur de la Faculté de médecine, rue M.-le-Prince, 31.